Gicht im Griff

- SO GEHT DER SCHMERZ WEG

- SO WERDEN DIE BLUTWERTE BESSER

- DAS MÜSSEN SIE ÜBER DIE ARZNEIMITTEL WISSEN

- EXTRA: LEICHTE REZEPTE FÜR LECKERE MAHLZEITEN

ZWEITE, VOLLSTÄNDIG ÜBERARBEITETE AUFLAGE

W0072186

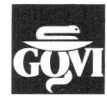

APOTHEKER DR. HERBERT GEBLER

DER AUTOR

Dr. Herbert Gebler ist Apotheker und war Eigentümer einer öffentlichen Apotheke. Über 25 Jahre war er Geschäftsführer und zuletzt Präsident der Apothekerkammer Niedersachsen, er ist Herausgeber und Autor zahlreicher Fachbücher zum Thema Arzneimittel und zur Ausbildung von Apothekern, pharmazeutisch-technischen Assistenten und pharmazeutisch-kaufmännischen Angestellten.

Zu diesem Buch

Dieser Ratgeber soll dem Gichtkranken dabei helfen, seine Krankheit besser zu verstehen und zu beobachten, um vor allem die späteren Folgeerscheinungen der Gicht rechtzeitig zu vermeiden. Er informiert über die Entstehung und die Erscheinungsformen der Gicht, über die Wirkungsweise und Dosierung der Arzneimittel sowie über die sonstigen Maßnahmen, die getroffen werden sollten, um die Lebensqualität eines Gichtpatienten zu verbessern. Darüber hinaus sind zahlreiche Rezepte zum Nachkochen enthalten, die zeigen, wie man trotz Gicht gut essen kann.

Wenn Sie außerdem noch Fragen haben, wenden Sie sich an Ihre Apotheke. Man berät Sie dort individuell.

Hannover, im Oktober 2000

Dr. Herbert Gebler

INHALT

Gicht – eine altbekannte Krankheit

Gicht, auch als Podagra, Zipperlein oder Gliederreißen bezeichnet, ist eine schon lange bekannte Krankheit, unter der viele berühmte Leute zu leiden hatten. Große Könige, Fürsten, Generäle, Philosophen, Dichter, aber auch einfache Bürger trugen das gleiche Schicksal.

Geheimnisvolle Kräfte als Ursache

Im griechischen Kulturkreis wurden überirdische Kräfte für den Ursprung der Gicht verantwortlich gemacht: Dionysos, der griechische Gott des Weines, verführte Aphrodite, die Göttin der Liebe, und aus der Verbindung ging Podagra hervor. Der griechisch / römische Arzt Galen (129 bis 199) übernahm später diese Geschichte und beschrieb die „Geburt des gliederschwächenden Podagra" aus der Verbindung von Bacchus, dem römischen Gott des Weines, mit Venus der Göttin der Liebe.

Das Wort „Gicht" stammt aus dem althochdeutschen „gegihte, gigicht", was soviel wie angezauberte Krankheit bedeutet. Und man will es kaum glauben: Gicht ist nicht nur eine Krankheit, die beim Menschen auftritt, sondern sie wird auch an Pflanzen und Tieren beobachtet. Als Pflanzenkrankheit kommt Podagra vornehmlich beim Weizen und bei Nelken vor, allerdings hervorgerufen durch den Befall mit Parasiten (Halmfliege, Stengelälchen), die eine knotige Verdickung des Pflanzengewebes verursachen. Im Tierreich wird Gicht insbesondere an Hühnern, Puten, Gänsen, Fasanen und Tauben beobachtet. Sie äußert sich in der Ablagerung harnsaurer Salze in inneren Organen oder Gelenken und wird

dann als Eingeweide-Gicht oder Gelenk-Gicht bezeichnet.

Der englische Arzt Thomas Sydenham (1624 bis 1689) hat erstmals die Symptome der Gicht beschrieben, an der er selbst litt und die er wahrscheinlich auch an seinen Patienten festgestellt hat.

Danach „befällt die Gicht meist ältere Leute, die in früheren Tagen üppig gelebt, bei reichlichen Mahlzeiten dem Wein stark zugesprochen und schließlich, träger geworden, die Leibesübungen vernachlässigt haben. Gesund geht der Patient zu Bett und überläßt sich dem

Gicht ist ein Zeichen von Wohlstand, das musste auch der englische Arzt Thomas Sydenham (1624 bis 1689) an sich und Patienten feststellen.

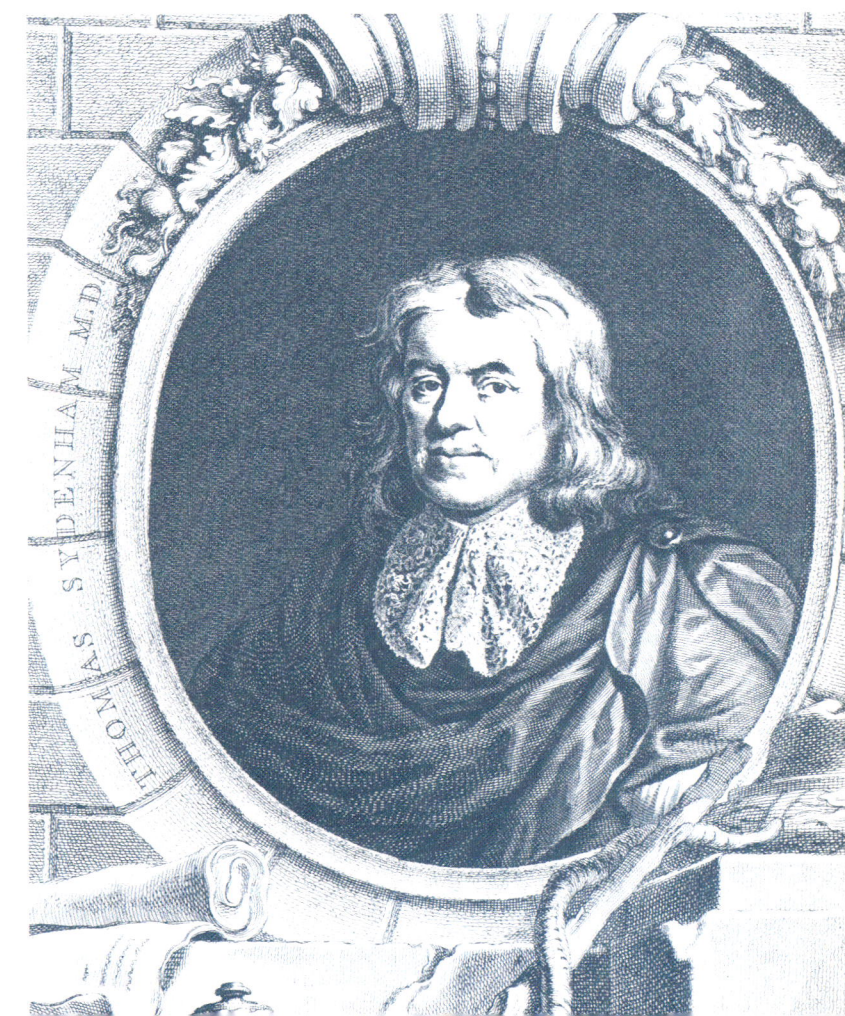

Schlafe. Da wird er in der zweiten Stunde nach Mitternacht von einem Schmerz geweckt, der meistens die große Zehe, zuweilen auch Ferse, Sohle und Knöchel erfaßt. Dieser Schmerz gleicht dem, der bei einer Luxation der genannten Knochen auftritt, wobei zugleich der Patient die Empfindung hat, als ob kaltes Wasser über den leidenden Teil gegossen wäre."

Sydenham sah die Gicht als Folge eines lasterhaften Lebens, körperlicher Trägheit und, oh Wunder, auch als Folge geistiger Überarbeitung an.

Gicht gehört hierzulande zu den Volkskrankheiten und hat besonders deswegen zugenommen, weil es uns so gut geht. Die Zeiten des Hungers sind vorbei. Den Menschen unseres Zivilisationskreises stehen Nahrungsmittel in Hülle und Fülle zur Verfügung, und jeder kann sie sich leisten. Mit dem Wohlstand hat auch die Zahl

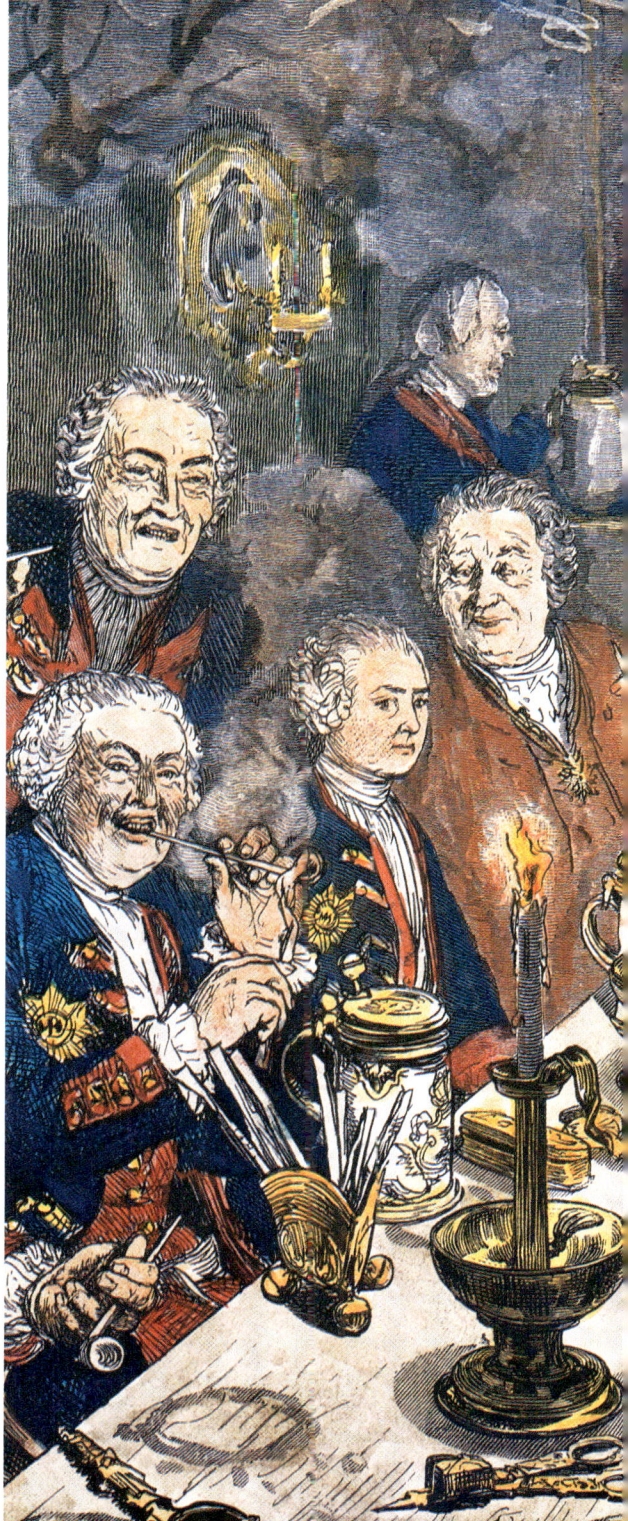

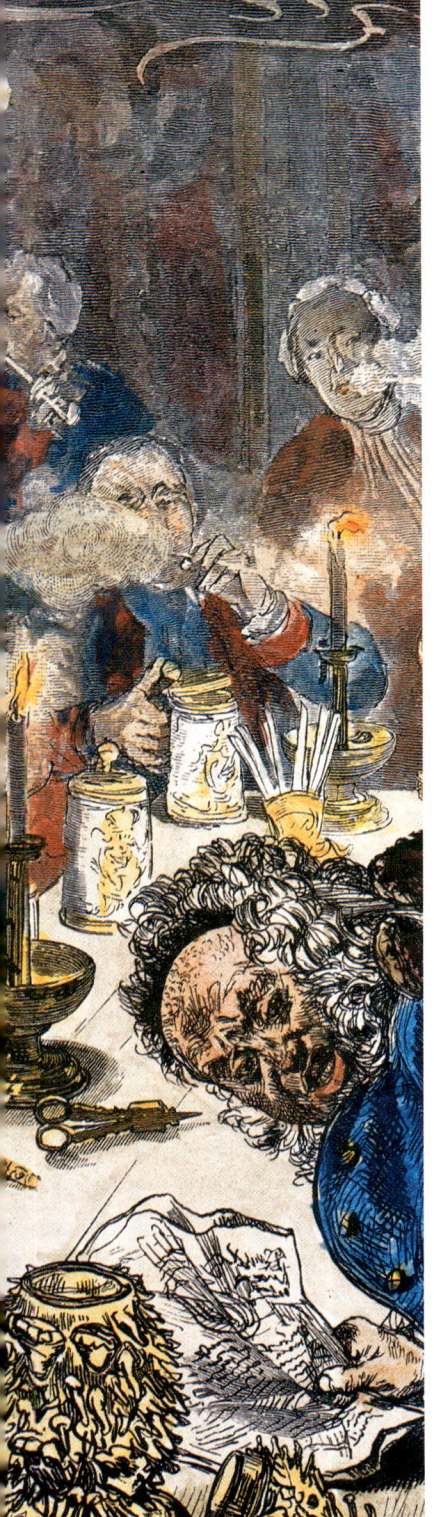

Gicht, verursacht durch Völlerei, hängt eng mit Übergewicht und anderen Stoffwechselkrankheiten wie Diabetes und Bluthochdruck zusammen.

„Das Tabakskollegium" bei Friedrich-Wilhelm I., König von Preußen, dem Soldatenkönig (1688 bis 1740).

der **Übergewichtigen** erheblich zugenommen. Und wenn sie es auch noch nicht bemerkt haben: Unter ihnen befinden sich viele Gichtkranke, die ihre Krankheit meist erst erkennen, wenn ein akuter Gichtanfall aufgetreten ist.

In den Entwicklungsländern oder nach Kriegen, wenn es nicht ausreichend zu essen gibt, macht sich Gicht sehr selten bemerkbar, obwohl in vielen Menschen die Erbanlage, an Gicht zu erkranken, vorhanden ist. Das bedeutet, dass erst das Umfeld, also die Lebensumstände, aus der Erbanlage eine ausgeprägte Erkrankung machen. So war Gicht früher ein Leiden der Reichen, da sie sich im Gegensatz zu dem weitaus größeren Teil der armen Bevölkerung alles leisten konnten und vielfach Speis und Trank im Übermaß genossen. Ja, bis in die 60er Jahre war Gicht als Stoffwechselkrankheit auch in unseren Breiten

eine vergessene Krankheit.
Seitdem ist das Pendel in die
Gegenrichtung ausgeschla-
gen.

Auch Goethe
hatte Gicht.

Wie eingangs schon ange-
deutet, litten viele hochge-
stellte und berühmte Leute,
eben Reiche, unter Gicht.
Beispielsweise waren Gichtpatienten die Kaiser Karl V.
(1500 bis 1558) und sein
Sohn Philipp II. (1527 bis
1597) von Spanien, englische
Könige, wie Heinrich VIII.
(1491 bis 1547) und Georg IV.
(1762 bis 1830), Karl der
Große (742 bis 814), Wallen-
stein (1583 bis 1634), Martin
Luther (1483 bis 1546), der
Maler Peter Paul Rubens
(1577 bis 1640), die Philosophen Immanuel Kant (1724
bis 1804) und Gottfried
Wilhelm Leibniz (1646 bis
1716) und der Dichter
Johann Wolfgang von
Goethe (1749 bis 1832). Teilweise wissen wir dies aus
den Biographien, die noch zu
Lebzeiten dieser Persönlich-
keiten geschrieben und in

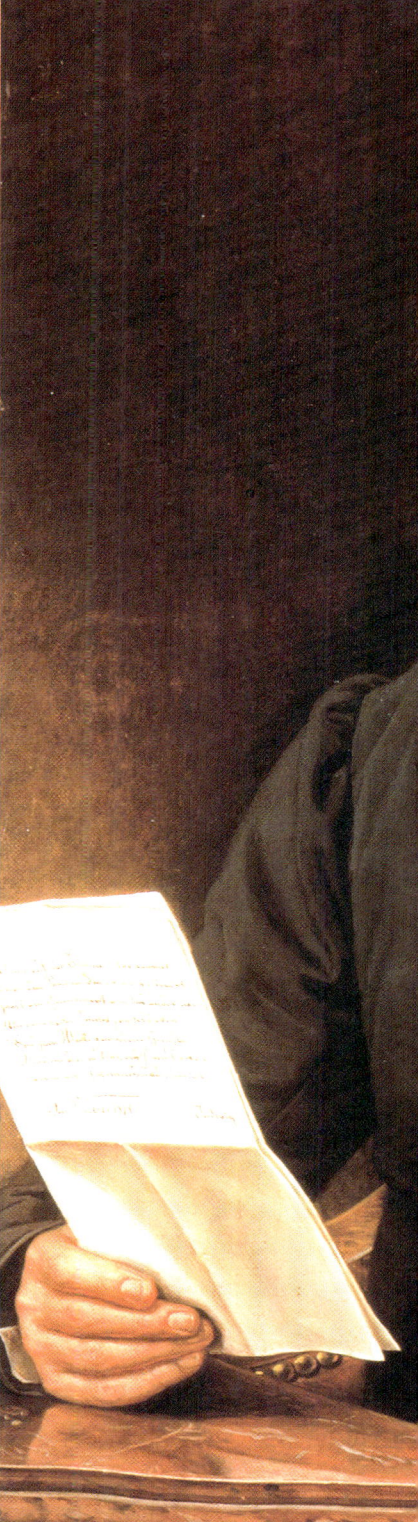

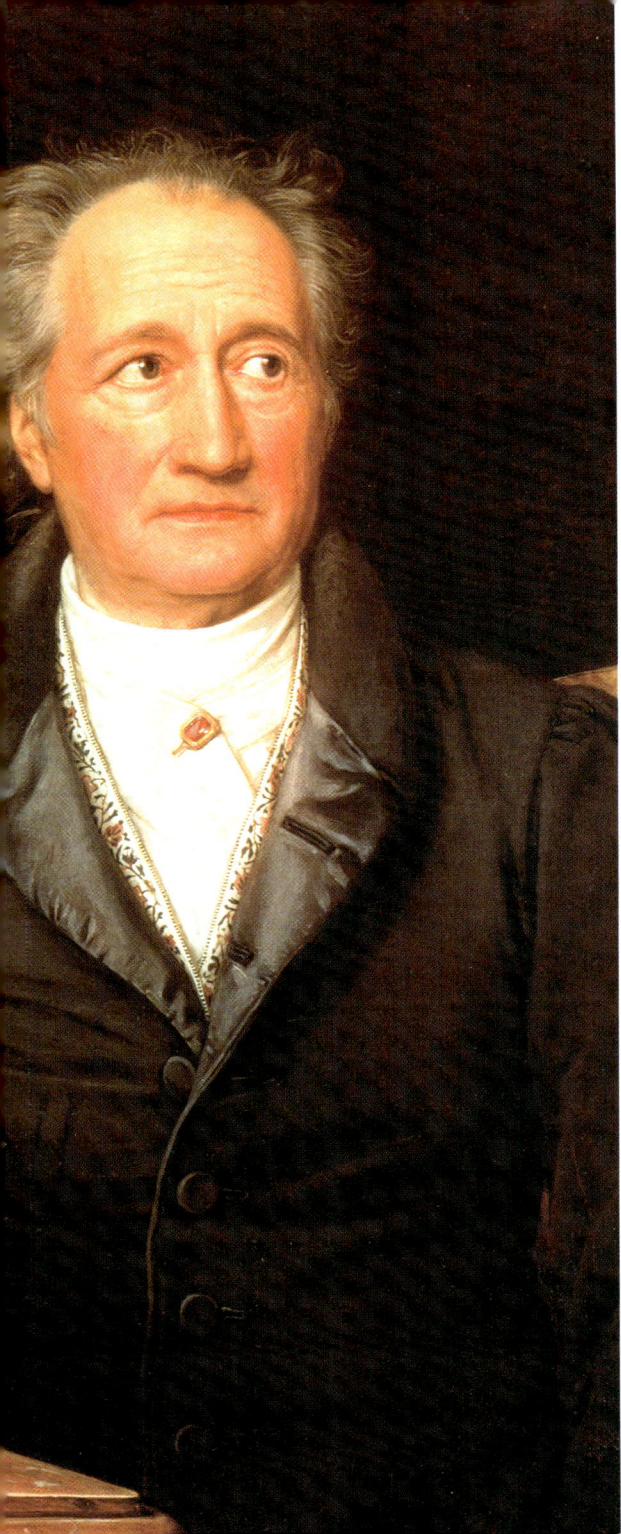

denen die Symptome geschildert worden sind, an denen sie litten, teilweise kann man es auch auf den Porträts erkennen, die von ihnen gemacht worden sind.

Eine Familie, in der die Gicht besonders durchgehend vererbt wurde, sind die Hohenzollern, die viele preußische Könige und Kurfürsten gestellt haben. So wird berichtet, dass der erste brandenburgische Kurfürst Albrecht Achilles (1414 bis 1486) gichtkrank war, so krank, dass er in seinen späten Lebensjahren nicht mehr durch die Mark Brandenburg reisen konnte, um seine Untertanen zu kontrollieren. Fast alle seine Nachfolger, auch der Große Kurfürst (1620 bis 1688), litten unter Gichtanfällen, was im Wesentlichen trotz aller preußischer Pflichterfüllung auf ihr barockes Leben zurückzuführen war. Bekannteste Beispiele in dieser Reihe sind der

Soldatenkönig Friedrich Wilhelm I. (1688 bis 1740) und sein Sohn Friedrich der Große (1712 bis 1786). Schon in jungen Jahren hatte der Soldatenkönig seinen ersten Gichtanfall und bald darauf schrieb er: „Denn sterben ist sanft, aber dieses Leiden unerträglich, aber viehisch ist." Trotzdem gab er sich der Völlerei hin – man wusste ja damals nicht um die Ursachen der Gicht – und wog am Ende seines Lebens bei 1,65 m Körpergröße drei Zentner.

Auch Friedrich, der Große, erlebte schon in jungen Jahren einen Gichtanfall, denn auch er war dem exzessiven Lebensstil zugetan. Gegen Ende seines Lebens konnte er die Nächte nur noch im Lehnstuhl zubringen. Alle seine Nachfolger litten ebenfalls unter Gicht, der eine früher, der andere später. Mit Kaiser Wilhelm I. (1797 bis 1888) ist die Gicht aus der Hohenzollernfamilie verschwunden. Nach aller

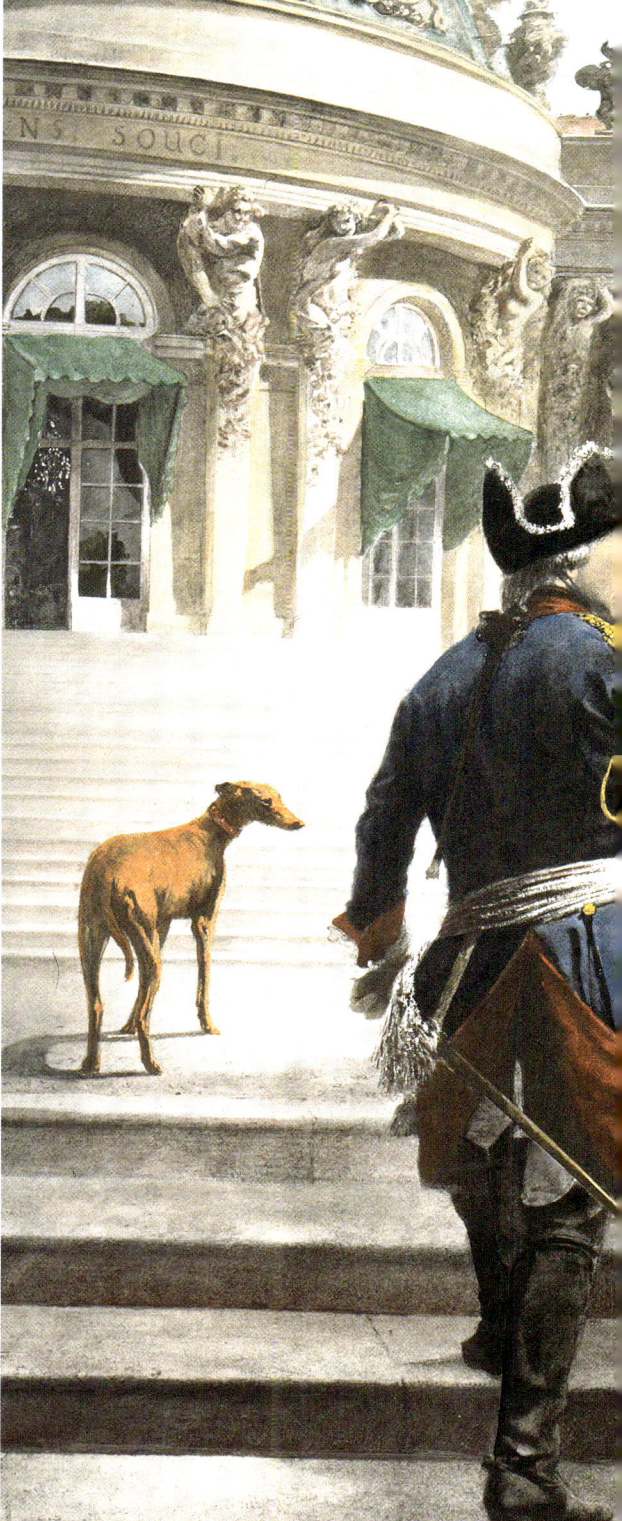

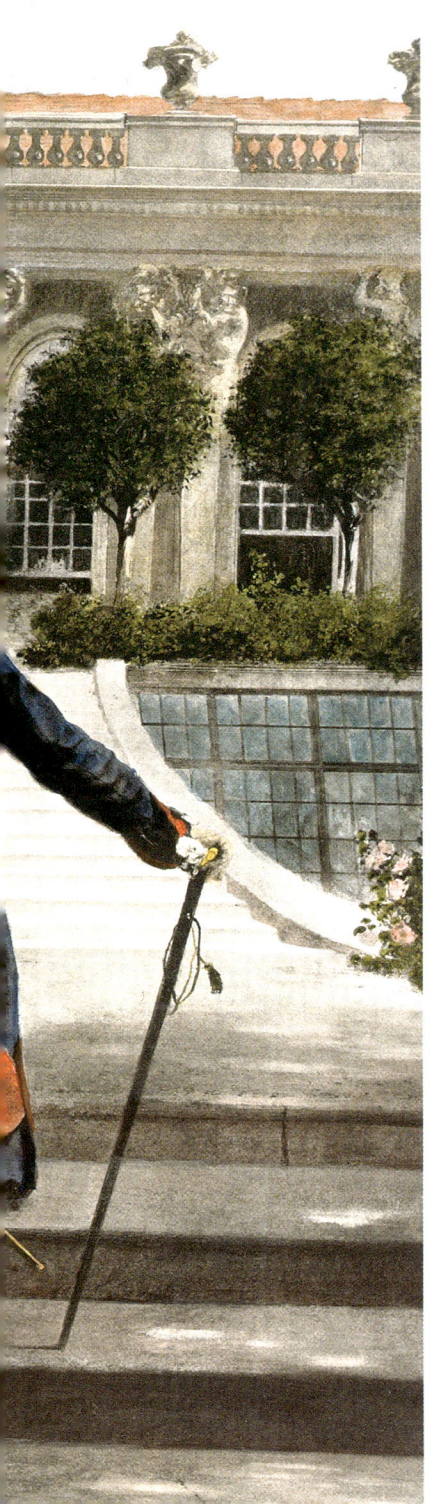

Wahrscheinlichkeit ist er der erste gewesen, der die **Anlage**, an Gicht zu erkranken, nicht mehr in sich getragen hat.

PROTOTYP EINER ZIVILISATIONSKRANKHEIT

Selbst bei vorsichtiger Auslegung einschlägiger Berichte dürfte die Gicht auf großen **Fleischkonsum** oder Überfeinerung der Essgewohnheiten zurückzuführen sein, denn in ärmeren Bevölkerungsgruppen oder bei Personen, die vorwiegend vegetarisch lebten, war Gicht eine sehr seltene Krankheit. Heutzutage, in einer Zeit des Nahrungsüberflusses, ist Gicht nahezu gleichmäßig in der gesamten Bevölkerung aller westlichen Industrienationen verbreitet. Sie ist der Prototyp einer echten Zivilisationskrankheit: Mit zunehmenden Wohlstand ist aus einer Krankheit der Reichen und Adeligen eine Volkskrankheit geworden.

Wer die Anlagen zu Krankheiten in sich trägt, muss noch lange nicht auch wirklich unter ihnen leiden.

Zu viel von allem und Fleisch im Besonderen, das löst die Gicht bei vorbelasteten Menschen aus und verursacht bei bestehender Gicht neue Schmerzen. Gicht ist heute zur Volkskrankheit geworden.

Friedrich I., der Große, König von Preußen (1712 bis 1786), litt schwer unter Gicht.

Was ist Gicht?

Bei Gicht handelt es sich um eine krankhafte Anhäufung von **Harnsäure** in Gelenken und/oder Geweben. Für den Menschen, wie wir gesehen haben aber auch für einige Vögel, ist Harnsäure das Endprodukt, das beim Abbau bestimmter Zellbestandteile, den so genannten Purinen, entsteht. **Purine** bildet der Körper selbst, holt sie aber auch aus der Nahrung. Im Allgemeinen wird die entstandene Harnsäure über die Niere ausgeschieden. Diejenigen aber, bei denen die Anlage vorliegt, an Gicht zu erkranken, haben damit Probleme, vor allem wenn durch übermäßige Nahrungszufuhr sehr viel Harnsäure anfällt. Dies ist insbesondere dann der Fall, wenn große Mengen Krustentiere, wie Hummer, Krabben, Shrimps oder Fleisch genossen werden. Denn Purine sind Teil der Zellkerne und des Zellplasmas,

Gicht-Schmerzen kommen von der Harnsäure, die sich in Gelenken und Geweben absetzt.

Etwa die Hälfte der Harnsäure produziert der Körper selbst, die andere Hälfte stammt aus der täglichen Nahrung.

Harnsäure entsteht aus abgebauten Zellkernen. In den Zellkernen gibt es Stoffe namens Purine. Sie sind der Stoff, aus dem die Harnsäure entsteht.

die in fleischlichen Lebensmitteln beispielsweise um ein Vielfaches mehr vorkommen als in Gemüse. Siehe hierzu die Tabelle auf Seite 32/33.

Täglich scheidet der Körper über die Niere etwa **800 Milligramm Harnsäure** aus. Davon stammen etwa 300 bis 400 Milligramm aus dem körpereigenen Stoffwechsel, der Rest, also etwa 400 bis 500 Milligramm, sind Abbauprodukte aus den Nahrungsmitteln. Daraus kann man folgern, dass mit bewusstem Essen, also möglichst purinarmer Ernährung, die Belastung des Stoffwechsels zumindest gemindert werden kann.

Was sind Purine?

Purine sind lebenswichtige Bestandteile jeder Zelle. Sie tragen die Erbinformation im Zellkern und steuern die

Stoffwechselvorgänge im Zellplasma. Deshalb: Je mehr Zellkerne ein Nahrungsmittel hat, desto mehr Purine kommen darin vor. Und viele Zellkerne sind besonders da enthalten, wo schnelle Vermehrung und Teilung der Zellen gefordert wird, also beispielsweise in **Muskelfleisch**. Rumpsteak ist deshalb reich an Purinen. Der Körper baut Purine sowohl aus den eigenen Zellen als auch die aus der Nahrung zu Harnsäure ab. Je mehr Purine man also verzehrt, desto mehr Harnsäure bildet sich.

Je mehr Zellkerne, desto mehr Purine und damit Harnsäure. Dunkles Fleisch ist besonders reich an Zellkernen, gibt also besonders viel Harnsäure.

Alkohol fördert die Gicht.

Ist der Mensch gesund, stehen Bildung und Ausscheidung der Harnsäure im Gleichgewicht, ist der Mensch entsprechend erblich belastet, wird dieses Gleichgewicht gestört. Dabei wird nicht die Erhöhung der Harnsäurekonzentration im Blut als Vorstufe und Voraussetzung für die Gicht vererbt, sondern nur die Bereitschaft, bei hoher Anflutung der

Manchmal können auch andere Krankheiten Schuld an der Gicht sein.

Harnsäure diese nicht vollkommen ausscheiden zu können.

Gicht entsteht also durch „zu gutes" Leben, durch hohen Fleisch- und auch **Alkoholkonsum**. Warum aber bei den gleichen Lebensgewohnheiten der eine Mensch Gicht bekommt und der andere nicht, ist in der weit überwiegenden Anzahl der Fälle eben auf die ererbte Bereitschaft für diese Krankheit zurückzuführen.

Man unterscheidet die „primäre" und die „sekundäre" Gicht. Primäre Gicht nennt man die soeben beschriebene. **Sekundär** nennt man eine Gicht, die auf andere Erkrankungen zurückzuführen ist, die die Ausscheidungsrate der Harnsäure vermindern. Dazu zählen beispielsweise Nierenfunktionsstörungen oder Krankheiten des blutbildenden Systems, die mit vermehrtem Untergang von Zellen einherge-

hen, wie myeloische Leukämie, starke Vermehrung der roten Blutkörperchen oder der Thrombozyten, schwere bakterielle Infekte.

Die sekundäre Gicht kann auch durch Arzneimittel hervorgerufen werden. Dazu zählen einmal die Zytostatika: Das sind Arzneimittel, die die Zerstörung der wuchernden Krebszellen bewirken sollen. Da sie aber zwischen guten und bösen Zellen nicht unterscheiden können, vernichten sie alle sich teilenden Zellen ohne Ansehen, so dass große Mengen Purine freigesetzt werden. Deshalb auch die starken Nebenwirkungen.

Manche Patienten, die an hohem Blutdruck leiden, nehmen Arzneimittel ein, die aus der Kombination eines **Diuretikums**, also eines harntreibenden Arzneistoffes, und einem den Blutdruck senkenden Arzneistoff bestehen. Durch das Diureti-

kum wird die Ausscheidung der Harnsäure gehemmt. Außerdem haben das Schmerzmittel Acetylsalicylsäure (ASS) und Cumarin-Derivate, die die Blutgerinnungsrate senken, eine Minderung der Harnsäure-

Auch Arzneimittel wie Entwässerungsmittel oder Schmerztabletten können Gicht verursachen.

konzentration im Serum zur Folge. Die Chance, dass Harnsäure in den Gelenken und Geweben auskristallisiert, ist dann größer. Jeder, der solche Arzneimittel einnimmt, sollte den Arzt, der Laborwerte bestimmen will,

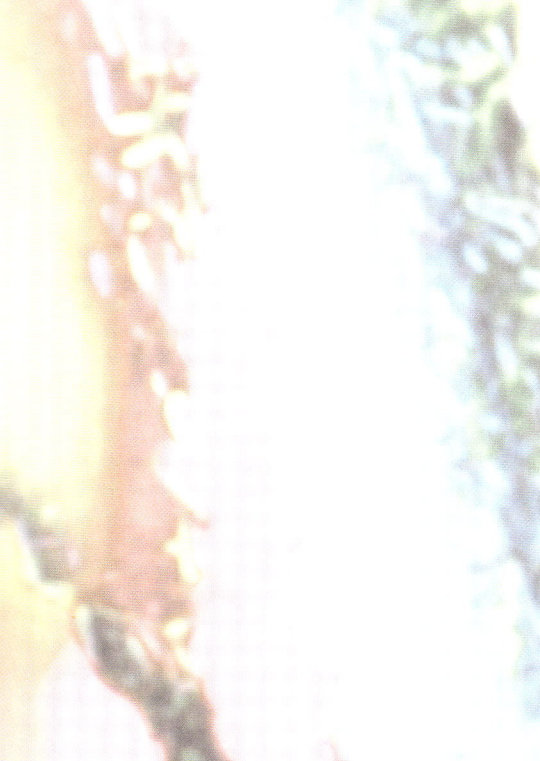

So sehen Harnsäure-Kristalle unter dem Mikroskop aus (stark vergrößert).

auf die Einnahme solcher Mittel hinweisen. Sonst stellt der Arzt unwissentlich eine falsche Diagnose.

Zwei Ursachen können also Grund für das entstandene Ungleichgewicht in der Harnsäurebilanz sein:

- vermehrte Bildung von Harnsäure
- verminderte Ausscheidung von Harnsäure

Harnsäure wird, wie wir gesehen haben, als Salz über die Niere ausgeschieden. Man nennt diese Salze „Urate", aus dem lateinischen Namen für Harnsäure – Acidum uricum – und ihre Salze Natrium uricum, Kalium uricum – Natriumurat, Kaliumurat. Daher auch die für Gicht in der Medizin gebräuchliche Bezeichnung „Hyperurikämie", was soviel heißt wie „zuviel Urate im Blut".

Die Konzentration der Harnsäure im Serum ist die

Bilanz aus ihrer Bildung und ihrer Ausscheidung. Beide können zwar individuell unterschiedlich sein, in den verschiedenen Abschnitten des Lebens und bei Männern und Frauen ist die Konzentration im Blut aber gleich.

Schafft die Niere die Ausscheidung nicht, greift der Körper zu Notmaßnahmen. Zuerst scheidet er auch Harnsäure über den Darm aus, allerdings nur unvollkommen. Da Harnsäure während der Darmpassage von Darmbakterien abgebaut wird, kann man sie im Kot nicht mehr nachweisen. Zwangsläufig führt jede übermäßige Zufuhr von Nahrungsmitteln, die Purine enthalten, zu einem erhöhten Harnsäurespiegel und, wenn die Ausscheidungsleistung der Niere für Harnsäure erniedrigt ist, zur Ausfällung in Kristallform und Ablagerung in Gelenken und Geweben. Denn: Wie Kochsalz oder Zucker sich nur bis

zu einer bestimmten Menge in Wasser lösen, können sich auch Urate nur begrenzt im Blut lösen.

Allerdings dauert es eine Weile, bis der betroffene Mensch den ersten Gichtanfall hat. Es kann sein, dass die Erhöhung des Harnsäurespiegels viele Jahre gar nicht bemerkt wird. Vielfach wird sie routinemäßig entdeckt, wenn der Patient wegen einer anderen Sache einen Arzt aufgesucht hat und eine Blutuntersuchung durchgeführt wird. Wenn dann so nebenbei ein hoher Harnsäurewert festgestellt wird, ist die Chance groß, dass durch Behandlung mit Arzneimitteln und Umstellung auf purinarme Ernährung ein Gichtanfall gar nicht erst ausgelöst wird. Ja, es gibt sogar Arzneimittel, mit denen Uratkristalle, die sich in Gelenken und Geweben schon abgelagert haben, wieder ausgeschwemmt werden können.

WIE ERKENNT MAN GICHT?

Männer erkranken weitaus häufiger als Frauen. Neben Diabetes mellitus (Zucker-krankheit) und erhöhten Fett- und Cholesterinwerten im Blut (Hyperlipidämie und Hypercholesterinämie), steht Gicht bei Männern ganz oben in der Rangliste der Stoffwechselkrankheiten.

Gicht ist vor allem eine Männerkrankheit.

Bei Frauen dagegen tritt Gicht im Allgemeinen erst im späteren Leben auf, sie sind durch ihre Hormone bis zu den Wechseljahren ge-schützt. Dies bedeutet auch, dass durch eine Hormonbe-handlung im Klimakterium ein gewisser Schutz vor Gicht aufgebaut werden kann.

Im Anfangsstadi-um schwillt oft der große Zeh an, wird rot und tut weh.

Meist wird das Leiden durch die Auslösung eines **akuten Gichtanfalles** festgestellt. Als Vorboten berichten Be-troffene unter anderem von Störungen des Allgemeinbe-findens, Abgeschlafftheit

Gicht macht sich durch Schmerz-attacken bemerkbar.

oder starken Blähungen. In der überwiegenden Zahl der Fälle befällt die Gicht, wie der englische Arzt Thomas Sydenham (1624 bis 1689) schon festgestellt hat, vor allem nachts oder in den frühen Morgenstunden das Gelenk des großen Zehs: Der **große Zeh** selbst ist dann geschwollen, hochrot, fühlt sich heiß an und ist bei Druck so sehr schmerzempfindlich, dass man nicht einmal den Druck der Bettdecke er-tragen kann. Am Morgen kommt man dann nicht in den Schuh. Bei Frauen dage-gen treten die ersten schmerzhaften Symptome meist in den Fingergelenken auf.

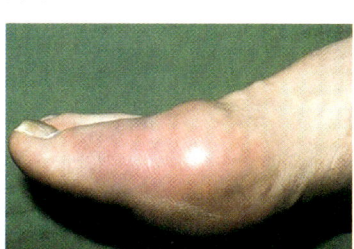

Außer dem großen Zeh können natürlich auch andere Gelenke befallen sein, in der Reihenfolge der Häufigkeit ihres Auftretens insbesondere

- Sprunggelenk und Fußwurzel
- Kniegelenk
- Fingergelenk
- andere Zehengelenke
- Handgelenk
- Ellenbogengelenk

Gichtanfälle können aber nicht nur die Gelenke betreffen, sondern kommen auch durch Ablagerung der Harnsäurekristalle in den Sehnenscheiden, bevorzugt an Ferse oder Kniescheibe vor, mit geringerer Häufigkeit an Sprung- oder Handgelenken, Fußwurzel oder Kniegelenken, selten an Schulter- oder Ellenbogengelenken, fast nie an den übrigen Zehengelenken. Auch die Wirbelsäule, vor allem die Lendenwirbel können betroffen sein.

Wenn noch nichts weh tut, kann man die Vorzeichen einer Gicht an kleinen Knoten zum Beispiel am Ohr erkennen.

Sammelt sich Harnsäure im Gewebe an, treten Schmerzen bevorzugt in den Waden, im Oberschenkel oder Nacken auf. Sie nehmen einige Tage zu und können sich bis zu drei bis vier Wochen hinziehen. Plötzlich verschwinden sie wieder. Bei solchen Beschwerden sollte man prophylaktisch den Harnsäurewert bestimmen lassen, um festzustellen, ob eine Gicht droht.

Erste Anzeichen für eine bevorstehende Gicht können auch **Gicht-Knoten** an den Ohrmuscheln und seltener an den Augenlidern sein: Diese, auch Tophi oder Gichtperlen genannt, reichen von der Größe eines Stecknadelkopfes bis zur Größe eines Hühnereies. Die Gichtknoten bestehen aus büschelartigen Harnsäurekristallen, eingebettet in Gewebe. Man sieht sie vor allem in geringer durch-

bluteten Geweben, Sehnen, Schleimbeuteln und gelenknahen Knochenbezirken. Schleimbeutel sind mit Gelenkschmiere gefüllte Taschen, die an stark beanspruchten Gelenken, wie Knie oder Ellenbogen, vorkommen und dem Schutz dieser Partien gegen Stoß und Druck dienen sollen.

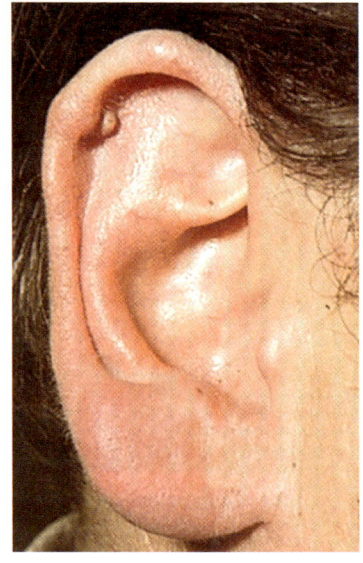

DER AKUTE ANFALL

Plötzlicher Auslöser eines akuten Gichtanfalls können

größere Mengen fettreichen Essens, Alkoholexzesse, nass-kaltes Wetter, die besondere Beanspruchung eines Gelenks, zum Beispiel des Gaspedalfußes bei längeren Autofahrten, Überanstrengung, aber auch eine Operation, Blutverlust oder eine Blutübertragung sein. Im unbehandelten Zustand hält der Anfall einige Tage bis wenige Wochen an. Es folgt ein beschwerdefreies Intervall, unter Umständen sogar von mehreren Monaten bis Jahren. Mit fortschreitender Dauer der Krankheit häufen sich jedoch die Anfälle, wenn gegen die Gicht nichts getan wird.

Erste Hilfe beim Gicht-Anfall: Betroffenen Körperteil ganz ruhig halten.

Bei einem akuten Anfall benötigt das Gelenk vollkommene **Ruhe**. Jede Erschütterung oder Berührung schadet. Kältesprays, wie sie von Sportlern verwendet werden, oder Wärme verschaffen manchmal, aber nicht immer, vorübergehende Linderung.

Bei diesen Symptomen sollten sie den Arzt aufsuchen:

- Morgens hochroter oder geschwollener Großzeh.
- Schmerzen in den Waden, im Oberschenkel oder Nacken.
- Knoten an der Ohrmuschel oder den Augenlidern.
- Anfallartige, schmerzhafte Schwellungen oder Rötungen an Gelenken.

DIE ÄRZTLICHE DIAGNOSE

Rechtzeitig diagnostizieren kann eine Gicht oder die Gefährdung durch eine bevorstehende Gicht nur der Arzt, indem er die Konzentration der Harnsäure im Blutserum überprüft. Liegen die Werte bei Männern über 7 Milligramm, bei Frauen über 6 Milligramm je 100 Milliliter Blutserum, wird der Arzt eine Therapie einleiten. Dabei muss ein Gichtanfall noch gar nicht aufgetreten sein. Es

Eine sich anbahnende Gicht stellt der Arzt oft in Routine-Untersuchungen fest: wenn er zu viel Harnsäure im Blut misst.

gibt viele Patienten, deren Harnsäurekonzentration im Serum erhöht ist, die aber noch nie einen Gichtanfall hatten. Deshalb empfiehlt es sich immer, dass im Rahmen einer **Routineuntersuchung** ab und zu, vor allem aber bei zunehmendem Alter auch der Harnsäurewert überprüft wird. Ist ein erhöhter Wert festgestellt worden: keine Panik. Nur, wenn man nichts dagegen tut, ist er ein erheblicher Risikofaktor für die Entwicklung einer Gicht und deren Folgeerkrankungen.

Normbereich der Harnsäurekonzentration

Männer

3,5 bis 7,0 mg/dl
210 bis 420 µmol/l

Frauen

2,5 bis 5,9 mg/dl
150 bis 350 µmol/l

mg	*= Milligramm*
dl	*= Deziliter*
	= 100 Milliliter
µmol	*= Mikromol*
l	*= Liter (=1000 Milliliter)*

GICHTANFÄLLE DURCH ANDERE ERKRANKUNGEN

Ja, das kann schon sein, wenn auch selten: Der Körper leidet dann unter einer anderen Grunderkrankung, die zu vermehrter Ablagerung der Harnsäure in Geweben und Gelenken führt. Dazu gehören beispielsweise Übergewicht, Schuppenflechte, eine herabgesetzte Ausscheidungsfunktion der Nieren, Fastenkuren, Alkoholismus oder die erhöhte Konzentration von Cholesterin im Blut.

EXTREM-FASTEN KANN GICHT AUSLÖSEN

Dass in jüngerer Zeit besonders junge und ältere Frauen, aber auch Leistungssportlerinnen unter der Gicht leiden, begründen Mediziner mit extremen Fastenkuren, die diese Frauen häufig durchführen, um schnell überflüssige Pfunde loszuwerden.

Null-Diäten haben gravierende Stoffwechselumstellungen zur Folge, die einen Gichtanfall auslösen können. Dabei treten starke rheumatische Schmerzen auf, im schlimmsten Fall kann es auf Dauer zu Verkrüppelungen kommen. Deutsche Ärzte warnen deshalb eindringlich vor extremen Fastenkuren. Wenn überhaupt dürfen sie nur unter medizinischer Kontrolle durchgeführt werden.

Zur langfristigen Gewichtsreduktion sind extreme Fastenkuren ebenfalls nicht geeignet. Denn erfahrungsgemäß nehmen Fastende, sobald sie zu einem normalen Essverhalten zurückkehren, die verlorenen Kilos innerhalb weniger Monate wieder zu.

WENN DIE GICHT CHRONISCH WIRD

Gicht beeinflusst nicht die **Lebenserwartung**, wohl aber die Lebensqualität. Bleibt die akute Krankheit unbehandelt, geht sie langsam in das chronische Stadium über. Durch Ablagerung der Harnsäure in den Gelenken ändern diese ihre Gestalt, die Gelenkknorpel werden zerstört und die gelenknahen Knochenzellen nicht mehr richtig ernährt, so dass sich eine dem Rheuma ähnliche Einschränkung der Gelenkbeweglichkeit einstellt. Diese geht mit andauernden Schmerzen einher. Es empfiehlt sich daher, so bald als möglich einen Arzt aufzusuchen.

Es können Nierensteine, ja sogar eine so genannte Gichtniere entstehen, die sich zur Schrumpfniere mit erheblichen Störungen der Harnausscheidung entwickelt. Im Nierengewebe

Mit Gicht muss man nicht eher sterben, hat aber mehr Schmerzen.

Wie Rheuma führt Gicht unbehandelt zu Gelenkveränderungen und Einschränkungen der Beweglichkeit.

lagert sich Harnsäure als sogenannte Gichtperlen unterschiedlicher Größe ab, in den harnableitenden Wegen fällt Harnsäure, insbesondere im Nierenmark, Nierenkelch und Nierenbecken, als Grieß oder Uratsteine aus. Da dann der Abfluss des Harns gehindert ist, besteht die Gefahr, dass über den Harnleiter aufsteigende Bakterien zu einer erst akuten, später chronischen Nierenentzündung führen.

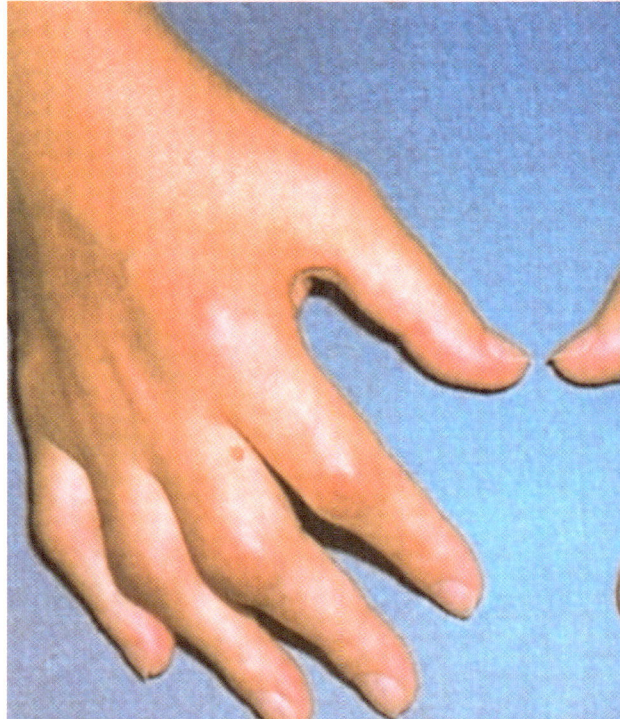

Das Ende sind dann Blut-
hochdruck und Schrumpf-
niere.

Die Urat(Harn)steine können
in die Harnleiter abwandern
und je nachdem, wo sie sich
festsetzen, zu kolikartigen
Schmerzen im Nierenbecken,
in den Geschlechtsorganen
oder in der Blase führen.
Gegen diese werden dann
krampflösende Arzneimittel,
die meistens Hyoscyamin,
ein Alkaloid des Tollkirschen-
strauches enthalten, einge-
setzt. Allerdings ist damit nur

der Schmerz weg. Der Stein
ist immer noch da. Er ist oft
so groß, dass er nur durch eine Operation oder durch Zer-
trümmerung mit Schallwel-
len beseitigt werden kann.
Manchmal sind die Harnsteine aber auch so klein, dass
man sie mit einer Trinkkur
ausspülen kann. Handelt es
sich um die Ablagerung von
Harngrieß, ist die Chance
groß, dass er mit dem normalen Harnfluss abgeht.

FOLGE- UND BEGLEIT-
KRANKHEEITEN

Um das Risiko durch Folge-
oder **Begleitkrankheiten**
abschätzen zu können, wird
der Arzt vor allem untersu-
chen, ob zusätzlich Diabetes
und/oder Bluthochdruck und
zu hoher Cholesterinspiegel
vorliegen.
Dazu untersucht er das Blut.
Sind Sie Diabetiker, bestimmt
er den HbA_{1c}-Wert, um zu
sehen, ob Sie ordnungs-
gemäß mit Insulin oder Anti-
diabetika eingestellt sind.

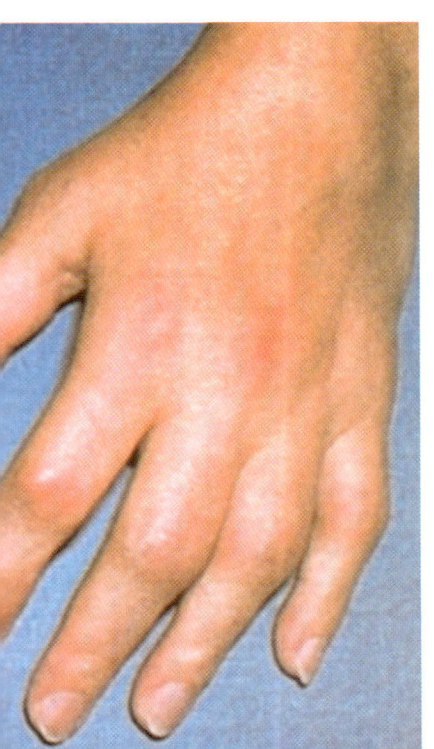

Gicht, Diabetes und hoher Blutdruck kommen häufig zusammen vor.

Aus dem Blut wird auch die Konzentration an Gesamt-Cholesterin und HDL- bzw. LDL-Cholesterin sowie Triglyceriden ermittelt, denn zu hohe Werte an Gesamt-Cholesterin und LDL-Cholesterin sind gefährlich, da sie arteriosklerotische Veränderungen der Gefäßwände zur Folge haben können. Die Tabelle gibt die Werte an, die ein gesunder Mensch haben muss beziehungsweise auf die ein Patient eingestellt sein sollte. Besonders risikoreich lebt, wer mit zuviel Cholesterin im Blut auch noch raucht, Übergewicht mit sich herumschleppt, zu hohen Zuckerspiegel hat sowie Bluthochdruck.

HYPERTONIE

Ihren Blutdruck können Sie auch selbst kontrollieren. Entweder gehen Sie in die Apotheke und lassen ihn dort messen oder Sie kaufen sich ein Blutdruckmess-

Beim Blutdruck misst man zwei Werte: der höhere gibt den Druck an, der beim Zusammenziehen des Herzens entsteht, der untere zeigt den Druck in der Entspannungsphase des Herzens.

gerät. Auch hierzu werden Sie in der Apotheke beraten, zum Beispiel was den Gerätetyp, die Manschettengröße und ähnliches angeht. Mediziner und ärztliche Fachgesellschaften geben als obere Normgrenze bis zu 140/90 mm Hg (Quecksilbersäule) an. Der höhere Wert ist der **systolische** Druckwert, der entsteht, wenn sich das Herz zusammenzieht und Blut auswirft, der niedrigere Wert ist der diastolische Druckwert, der entsteht, wenn das Herz erschlafft und Blut einströmen lässt. Messen Sie bei sich höhere Werte, müssen Sie einen Arzt aufsuchen. Werte über 160/100 sind unbedingt behandlungsbedürftig, und zwar lebenslang, auch wenn Sie keine Probleme mit dem Kreislauf haben. Ob Werte zwischen 140/90 und 160/95 behandelt werden müssen, ist Ansichtssache. Es wäre schon gut, wenn es geschähe.

WAS SAGEN DIE BLUTWERTE?

Blutzucker				
	gesund	gut	akzeptabel	schlecht
nüchtern	< 100 mg/dl	80-120 mg/dl	120-140 mg/dl	> 140 mg/dl
	< 5,5 mmol/l	4,4-6,7 mmol/l	6,7-7,8 mmol/l	> 7,8mmol/l
nach d. Essen	< 130 mg/dl	130-160 mg/dl	160-180 mg/dl	> 180 mg/dl
	< 7,1 mmol/l	7,1-8,9 mmol/l	8,9-10 mmol/l	> 10 mmol/l
HbA$_{1c}$		<6,4 %	6,4-7,5 %	> 7,5 %

Cholesterin (Grenzwerte, deren Über- oder Unterschreitung eine Behandlung nötig machen).			
	gesund	ohne Risikofaktor	mit Risikofaktor
LDL-Cholesterin	< 155 mg/dl	< 155 mg/dl	< 135 mg/dl
	< 4,0 mmol/l	< 4,0 mmol/l	< 3,5 mmol/l
HDL-Cholesterin	> 35 mg/dl	> 35 mg/dl	> 30 mg/dl
	> 0,9 mmol/l	> 0,9 mmol/l	> 0,8 mmol/l
Gesamt-Cholesterin	< 200 mg/dl	200-215 mg/dl	200 mg/dl
	< 5,2 mmol/l	5,2-5,7 mmol/l	5,2 mmol/l
Triglyceride	< 200 mg/dl		
	< 2,28 mmol/l		

mg   = Milligramm
dl   = Deziliter
         = 100 Milliliter
mmol = Millimol
l   = Liter (=1000 Milliliter)
<   = weniger als
>   = mehr als

Was kann man gegen Gicht tun?

So unbequem sich das auch anhört: Am Anfang aller Behandlung steht bei Gichtpatienten die Änderung ihrer **Lebensweise**. Dabei werden Sie sehen, dass das „leichte Leben" von körperlichen Beschwerden erleichtert und dazu köstliche Geschmacksvarianten bei den Mahlzeiten und viel mehr Beweglichkeit nach erfolgreichem Abnehmen bietet.

Erste Maßnahme nach der Feststellung der Gicht: die eigene Lebensweise überprüfen.

Das kann man selbst ändern, um sich schmerzhafte Gichtanfälle zu ersparen:

- Normalisierung des im Allgemeinen vorhandenen Übergewichts,
- Einschränkung des Alkoholkonsums,
- Förderung der körperlichen Aktivitäten.

Zusätzlich hält Ihre Apotheke eine ganze Reihe Arzneimittel bereit, die in der Regel gut verträglich und leicht einzunehmen sind. Sie müssen jedoch vom Arzt verordnet werden. Dabei überwacht er ihre Verträglichkeit und überprüft ab und zu die Harnsäurewerte. Zu den Arzneimitteln siehe Seite 38.

Harnsäure stammt, wie schon beschrieben, aus den Purinen der Nahrungsmittel und die Purine wiederum aus den Zellkernen und dem Zellplasma. Wo viele Zellen sind, ist also auch die Purinkonzentration besonders hoch. Zum Beispiel in Fleisch und Wurst. So liegt es nahe anzunehmen, dass, wenn weniger Fleisch oder Wurst verzehrt werden, die Konzentration an Harnsäure im Blutserum auf Normalwerte fallen müsste und Gichtanfälle nicht mehr auftreten. Abgesehen davon, dass eine solche Diät mit den Lebensgewohnheiten nur schwer zu

vereinbaren ist, dürften dann strenge **Vegetarier**, die überhaupt kein Fleisch essen, nie an Gicht erkranken. Leider ist das nicht so, denn auch Pflanzen haben Zellen. Überdies: Das Gewebe unseres eigenen Körpers erneuert sich ständig. Vor allem alte und verbrauchte Zellen werden abgebaut und ihre Bestandteile dem Stoffwechsel zugeführt. Darunter befinden sich auch – in diesem Fall körpereigene – Purine, die aus der Kernsubstanz dieser Zellen stammen und die zu Harnsäure abgebaut werden. Wie wenig purinhaltige Nahrungsmittel man auch isst, der eigene Körper produziert also Purine, die, wenn erblich belastet, die Harnsäurekonzentration, den Auslöser allen Übels erhöhen.

Ganz auf Fleisch zu verzichten, muss nicht sein. Auch Vegetarier können Gicht bekommen.

BIER MEIDEN

So kann die Empfehlung nur lauten, eine vernünftige Diät unter Vermeidung von **Alkohol** und, soweit es mög-

Wer auf Alkohol verzichtet, hat weniger Schmerzen.

lich ist, unter Vermeidung von Nahrungsmitteln mit hohem Puringehalt einzuhalten. Das soll nun nicht den völligen Verzicht auf ab und zu ein Glas Wein, lieber Weißwein als Rotwein, bedeuten. Nur die tägliche Zufuhr von Alkohol oder der alkoholische Exzess sind von Übel. Vor allem Bier ist nicht empfehlenswert, da es beträchtliche Mengen einer Vorstufe der Harnsäure enthält. Der Verzicht auf den Genuss alkoholhaltiger Getränke ist manchmal nur schwer einzusehen. Denn keines enthält, außer Bier, Purine. Alkohol aber verringert die Ausscheidungsleistung der Niere für Harnsäure und führt so zum Anstieg ihrer Konzentration.

WAS SOLL MAN TRINKEN?

Der Genuss von Kaffee oder Tee ist unbedenklich, da deren Purine eine – wenn auch geringfügig – andere Struk-

tur haben und daher nicht zu Harnsäure abgebaut werden können. Sie sollten viel trinken, täglich mindestens 1,5 bis 2 Liter. Am besten geeignet sind Mineralwässer, Obstsäfte, Tee. Sie unterstützen damit die Niere in ihrer Ausscheidungsleistung. Denn es ist ja einzusehen, dass, je mehr Flüssigkeit die Niere durchläuft, umso mehr Harnsäure in der Flüssigkeit gelöst und ausgeschwemmt wird.

Was soll, was darf, was darf man nicht?

Wir können drei Gruppen von Nahrungsmitteln grob unterscheiden:
Einige Nahrungsmittel sollten möglichst vermieden werden. Sie sind sehr purinreich.

Manche Lebensmittel enthalten zwar Purine, jedoch nicht so viele, als dass man ganz auf sie verzichten müsste. Ihr Verzehr ist daher wenigstens ein- bis zweimal wöchentlich erlaubt. Dabei sollte man aber nicht nur den Puringehalt der Nahrungsmittel, sondern auch die Menge, die man isst, berücksichtigen. Viele Nahrungsmittel haben nur einen geringen bis unbedeutenden oder gar keinen Gehalt an Purinen. Daran dürfen Sie sich als Betroffener ohne Bedenken laben. Aber: Manche sind zwar purinarm, dafür aber fett- und kalorienreich.

Eine strenge **Diät** wird heutzutage von einem Gichtpati-

Keine Diät ist nötig für Gichtkranke, nur eine kleine Auswahl von Lebensmitteln sollten Betroffene meiden.

enten nicht mehr verlangt. Es gelten lediglich Leitlinien für seine Ernährung. Die wichtigste: Lebensmittel mit hohem Puringehalt meiden. Wer Übergewicht mit sich herumträgt, sollte zusätzlich fettarme Mahlzeiten bevorzugen. Wer nun denkt, das seien ja zwei Diäten auf einmal, den kann man beruhigen. Denn: Die Lebensmittel, die viele Purine enthalten, wie Fleisch und Wurst, sind gleichzeitig fettreich und damit sehr kalorienhaltig. Eine Fleischmahlzeit deckt beispielsweise schon den gesamten Fettbedarf des Tages. Rezeptbeispiele für wohlschmeckende Mahlzeiten finden Sie ab Seite 44.

Puringehalt der Lebensmittel

Wie wir gesehen haben, wird aus den Purinen Harnsäure. Man teilt heute daher die

Nahrungsmittel nach der Menge Harnsäure ein, die aus ihnen entsteht. Wir unterscheiden

- Nahrungsmittel, aus denen je 100 Gramm mehr als 200 Milligramm Harnsäure entstehen und deren Verzehr vermieden werden sollte;
- Nahrungsmittel, aus denen je 100 Gramm zwischen 50 und 200 Milligramm Harnsäure entstehen und deren Verzehr manchmal, vielleicht ein- bis zweimal wöchentlich, gestattet ist und
- Nahrungsmittel, aus denen je 100 Gramm unter 50 Milligramm Harnsäure entstehen und deren Verzehr praktisch immer erlaubt ist.

VERMEIDEN

Agar-Agar	Matjeshering
Anchovis	Milz
Bier	Muscheln
Bries	Niere
Erbsen, getrocknete	Pastete
Forelle	Roggenkeimflocken
Hefe, frisch	Sardelle
Hefe, trocken	Sardine
Hefeflocken	Soja
Hirn	Weizenkeimflocken
Leber	

MANCHMAL

Aprikose
Auster
Bohnen, dicke
Bohnen, trockene
Bratling
Brühe aus Fleisch
Brühe mit Hefe
Buchweizen
Erbsen, frisch
Feige
Fisch außer Aal,
Fleisch, alle Sorten
Gerstenmehl
Götterspeise
Graupen
Grünkern
Haferflocken
Hirse
Hummer
Knäckebrot

Es ist schon ein Erfolg, wenn es gelingt, die Bildung der Harnsäure aus Lebensmitteln auf täglich etwa 500 Milligramm zu begrenzen. Aus der Tabelle wird ersichtlich, dass eine purinfreie oder streng purinarme Diät nicht möglich ist. Sie würde auch lebensfremd sein, denn kein Patient hält sie ohne äußerste Willensanstrengung ein. Deshalb wird Gichtpatienten nur eine purinarme Diät empfohlen, in der auch Fleisch und Wurst enthalten ist, aber eben nur in Maßen vorkommen dürfen.

Krabben
Leinsamen
Linsen, trocken
Maiskörner
Mohnsamen
Müsli
Nudeln
Pflaumen, trocken
Puffreis
Rosinen
Salzstangen
Sesamkörner
Sonnenblumenkerne
Toastbrot (Vollkorn)
Vollkornprodukte
Weizengrieß
Weizenkleie
Wild
alle Wurstsorten

IMMER ERLAUBT

Aal
alle Mehl- und
  Brotsorten
alle Eiprodukte
alle Fettsorten
alle Gemüsesorten
  außer Trockengemüse
alle Getränke,
  alkoholfreie
alle Kartoffelprodukte

Knabbergebäck
  außer Salzstangen
alle Kuchensorten
alle Milchprodukte
Nüsse
alle Obstsorten
  außer Aprikosen, Feigen,
  Trockenpflaumen
Reis
alle Süßigkeiten
  außer Götterspeise, Puffreis

ÜBERGEWICHT ERFOLGREICH ABBAUEN

Die meisten Gichtpatienten sind übergewichtig. Wegen der damit verbundenen Überernährung werden Stoffwechselkrankheiten, also auch die Gicht, begünstigt. Sie sollten daher Ihr Normalgewicht anstreben. Eine grobe Berechnung des Normalgewichts ergibt sich aus der Broca-Formel:

Körpergewicht in Zentimetern minus 100 = Normalgewicht in Kilogramm

Etwa 10 Prozent darunter oder darüber sind im Allgemeinen unbedenklich.

Differenzierter und genauer geht es mit dem „body mass index **(BMI)**". Der errechnet sich aus dem Körpergewicht in Kilogramm, geteilt durch die Körpergröße in Metern zum Quadrat.

Der „body mass index" zeigt genau, ob man zuviel wiegt.

Ein Beispiel:

Ein Mann wiegt 62 Kilogramm bei einer Größe von 1,60 Meter.
Er rechnet:
62 : 1,60 · 1,60 = BMI
Ergebnis: Sein BMI liegt bei 24.

Einen „body mass index" von 19 bis 24 bei Frauen und 20 bis 25 bei Männern beurteilen Fachleute als gut. Darunter beginnt gefährliches Untergewicht, darüber krankmachendes Übergewicht.

SO KRIEGEN SIE IHR FETT WEG

Nach jahrelangen Diskussionen um die beste Diät, verschlungene Stoffwechselpfade und trickreiche Überlistungsversuche klingt die neueste Formel zum Abspecken verblüffend einfach: Wenn Sie Fett weglassen,

werden Sie auch nicht fett. Und wenn Sie genügend Fett weglassen, schmilzt das Fett von den Hüften. Rund 130 Gramm reines Fett pro Tag verzehrt hierzulande im Durchschnitt jeder Bürger. Wer es schafft, die Fettration zu halbieren, nimmt langsam ab. Allerdings, es dauert, und Sie dürfen nicht aufgeben. Und wenn Sie sich zwingen würden, täglich etwas weniger zu essen, so wirkt das zusätzlich. Und damit Sie auch sehen, wie Sie auf Dauer abnehmen: Kontrollie-

Kartoffeln machen nicht dick. Nudeln und Reis auch nicht, allerdings nur dann nicht, wenn keine fette Soße und kein fettes Fleisch dazu gereicht werden.

Fleisch enthält Fett. Lieber öfter drauf verzichten.

ren Sie Ihr Gewicht täglich zur gleichen Zeit und führen Sie darüber Buch. Das ist wichtig, damit Sie ein Erfolgserlebnis haben. Das motiviert zum Durchhalten.

Nicht **Kartoffeln**, Nudeln und Reis sind also die Dickmacher, sondern die großen Fleisch- und Wurstportionen, in denen viel Fett versteckt ist, die Sahne in den Soßen und auf dem Kuchen und die Butter auf dem täglich Brot. Denn: kohlenhydrathaltige Nahrungsmittel werden in der Regel nicht zu Fett umgebaut, auch wenn der Organismus die verzehrte Menge nicht sofort verbrauchen kann. Außerdem enthalten Kartoffeln, Obst, Gemüse und Reis einen erheblichen Anteil an Ballaststoffen. Sie sind unverdaulich, liefern daher keine Energie, füllen aber Magen und Darm, machen damit satt und regen die Verdauung an. Fleisch und Wurst hingegen enthalten zwar wertvolle

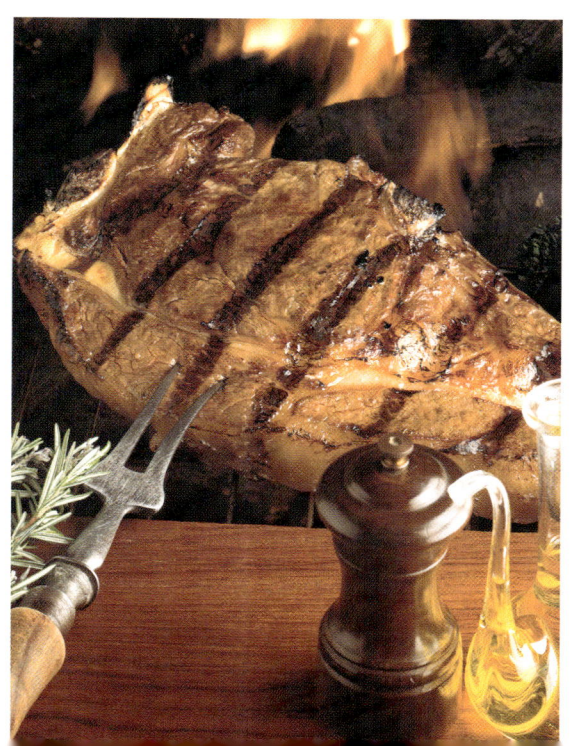

Eiweiße, aber auch sehr viel Fett, verglichen mit anderen Nahrungsmitteln. Ihren Eiweißbedarf können Sie auch mit Milchprodukten decken, nur denken Sie daran, auch Käse, außer Magerquark, enthält Fett. Wer also wegen der hohen Purinkonzentration Fleisch meiden muss, tut gleichzeitig etwas für die schlanke Linie. Nicht zwei Diäten gegen Übergewicht und Gicht müssen Sie einhalten, sondern nur eine.

Nicht mehr als 60 Gramm **Fett** und 300 Milligramm Harnsäure aus Purinen pro Tag sollten Sie zu sich nehmen.

Nährwerte-Tabellen aus der Apotheke zeigen, welche Nahrungsmittel wieviel Fett verstecken. Ein Stück Gugelhupf von lediglich 100 Gramm trägt schon mit rund 17 Gramm Fett zur Tagesration bei, 100 Gramm Leberwurst bringen es auf rund 33 Gramm Fett. Maximal 60 Gramm Fett sind erlaubt.

FETTREICHE NAHRUNGS-MITTEL SIND

- Oliven, Mayonnaise, Remoulade, Salatsoße, Avocado, alle Nusssorten, Soja, Eier
- Croissant

Magerer Fisch statt Fleisch spart Fett.

- Fleisch außer Magerfleisch, zum Beispiel Roastbeef, Filet, Wild, Magerschinken
- alle Wurstsorten
- alle Fettsorten, Sahne, Kondensmilch, Speck
- Pommes frites
- alle Käsesorten außer Magerquark
- Aal, Anchovis, Hering, Makrele, Thunfisch
- Geflügel
- Speiseeis, Mandeln, Marzipan, Schokolade, Kuchen

Verzichten Sie auf die überall angepriesenen Fastenkuren. Sie sind für einen Gichtpatienten gefährlich, da sie den Säure-Base-Haushalt so durcheinander bringen, dass die Ausscheidung der Harnsäure gehemmt wird. Dabei kann die Konzentration der Harnsäure im Blutserum auf das Doppelte der Normalwerte ansteigen mit all den Folgen, die Sie in den vorstehenden Kapiteln gelesen haben.

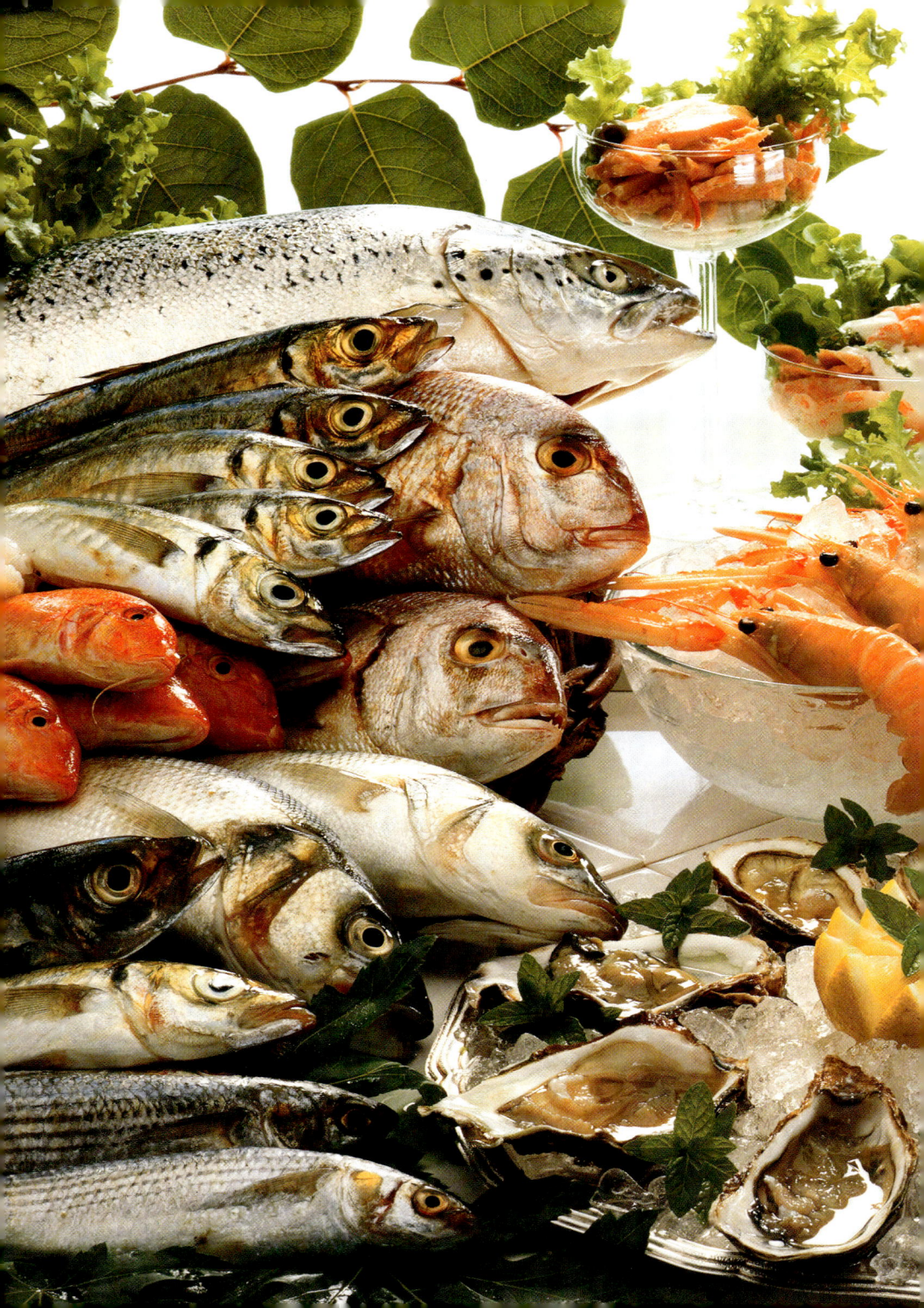

Arzneimittel gegen Gicht

Bei der Behandlung der Gicht werden zwei Therapieziele verfolgt: die Behandlung des akuten Gichtanfalls und die dauerhafte Senkung des **Harnsäurespiegels** im Organismus durch Hemmung der Harnsäurebildung oder ihre Ausschwemmung.

Arzneimittel sollen die Schmerzen mindern, die Harnsäure schneller ausschwemmen oder die Harnsäureproduktion hemmen.

Schmerzen beim akuten Gichtanfall

Hier heißt das Mittel der Wahl **Colchicin**. Es ist der Inhaltsstoff der Herbstzeitlose, die die botanische Fachbezeichnung Colchicum autumnale hat.

Blumen gegen die Gicht: Die Herbstzeitlose liefert den Wirkstoff Colchicin gegen den schmerzhaften Gichtanfall.

Daher auch der Name Colchicin für ihren wirksamen Inhaltsstoff. Zubereitungen der Herbstzeitlose wurden schon im griechischen Kulturkreis, also weit vor Christi Geburt, gegen die Schmerzen bei entzündlichen Gelenkerkrankungen angewandt. Heute

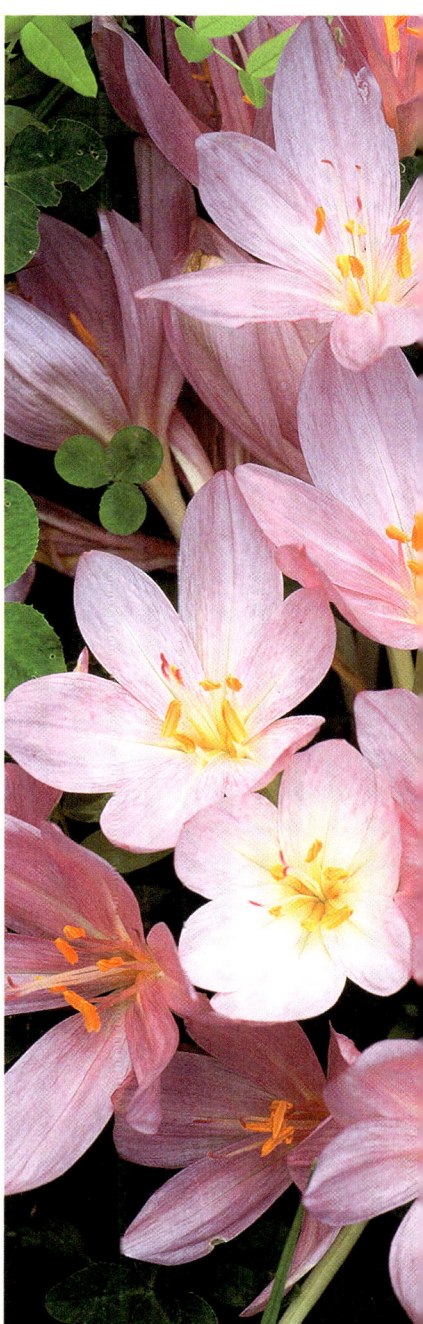

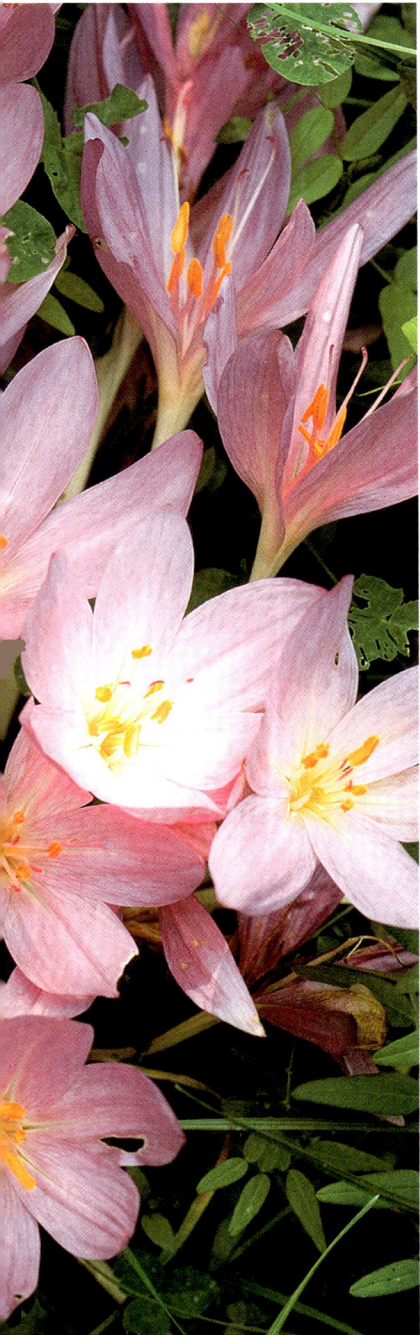

wird das Colchicin, nachdem man seine Struktur aufgeklärt hat, natürlich synthetisch hergestellt. Üblich ist: Ein Dragee des Arzneimittels enthält 0,5 Milligramm Colchicin. Im Laufe von vier Stunden nach dem Schmerzanfall nimmt man vier Milligramm Colchicin, das sind acht Dragees ein, dann in Abständen von zwei Stunden weitere ein bis zwei Dragees mit der gleichen Dosierung. Am ersten Tag dürfen nicht mehr als sechs bis acht Milligramm insgesamt eingenommen werden. Schon nach einigen Stunden spürt man eine deutliche Besserung. Nach Abklingen der akuten Beschwerden wird im Laufe einiger Tage die Dosis weiter reduziert, also am zweiten Tag auf in der Regel vier Milligramm, am dritten Tag auf ein Milligramm und diese Dosis dann noch etwa drei Tage beibehalten.

Als Nebenwirkung können in erster Linie Durchfall, aber

auch Erbrechen und Übelkeit auftreten. Gegen den Durchfall kann der Arzt andere Arzneimittel verordnen, wie Loperamid. Die durch den Durchfall verlorengegangene Flüssigkeit sollten Sie durch Mineralwasser oder Obstsäfte wieder ausgleichen. Ersatzweise können anstelle des Colchicins auch Indometacin, Acemetacin, Diclofenac oder Ibuprofen angewandt werden. Ihre Wirkung ist im Gegensatz zu Colchicin nicht so überzeugend.

Lassen Sie sich nicht durch die große Anzahl der Dragees oder die Nebenwirkungen beeindrucken. Wenn Sie sich genau an die Dosierungsanleitung halten, die Dosis also weder unter- noch überschreiten, werden Sie die akuten Beschwerden los. Die Nebenwirkungen verschwinden nach Ende der Behandlung vollständig. Die Arzneimittel sind verschreibungspflichtig.

SENKUNG DER HARNSÄUREKONZENTRATION

Die Konzentration der Harnsäure muss auf 5,0 bis 5,5 Milligramm je 100 Milliliter Blutserum eingestellt werden. Dazu kann man die Harnsäure entweder ausschwemmen oder ihre Bildung hemmen.

HEMMUNG DER HARNSÄUREBILDUNG

Der Arzneistoff, der die Bildung der Harnsäure im Körper drosselt, heißt **Allopurinol**. Er hemmt das Enzym Xanthinoxidase, das im Stoffwechsel aus den Abbauprodukten der Purine die Harnsäure macht.

Deren Vorprodukte, das Hypoxanthin und das Xanthin werden ohne Probleme über die Niere ausgeschieden. Die Dosis beträgt pro Tag in der Regel 300 Milligramm in Abhängigkeit von der gemessenen Harnsäurekonzentration.

Der Wirkstoff Allopurinol drosselt die Bildung der Harnsäure im Körper.

Purine → Hypoxanthin → Xanthin → Harnsäure

↑

Allopurinol → Xanthinoxidase ← Allopurinol

Sinkt diese bei dieser Dosierung weiter als 5 Milligramm pro 100 Milliliter Blutserum ab, kann man versuchen, mit täglich 150 Milligramm Allopurinol auszukommen.

Weniger Harnsäure im Blut bedeutet gleichzeitig Erleichterung für die Nieren, die nun weniger von dieser Substanz ausscheiden müssen.
Der Arzt legt anhand der Harnsäurewerte die Tagesdosis fest. Die Erfahrung hat gelehrt, dass täglich 150 Milligramm Allopurinol den Harnsäurespiegel um 2,0 bis 2,5 Milligramm pro 100 Milliliter senken, 300 Milligramm etwa um 3 Milligramm und 600 Milligramm etwa um 4

Allopurinol hemmt einen Stoff, ohne den aus Purin keine Harnsäure werden kann.

Milligramm Harnsäure pro 100 Milliliter Blutserum.
Da Allopurinol beziehungsweise sein Abbauprodukt sehr lange wirksam sind, genügt es, die ganze Dosis einmal am Tag einzunehmen, möglichst immer zur gleichen Zeit. Es ist nicht so schlimm, wenn Sie mal eine Tablette vergessen haben sollten. Nur sollte es nicht zu oft vorkommen.

Falls die Niere nicht richtig funktioniert, muss die Dosis herabgesetzt werden. Dies und welche Dosis dann sinnvoll ist, muss der Arzt entscheiden.
Allopurinol muss lebenslang genommen werden. Denn

nur so werden die Ablagerungen der Harnsäure in den Gelenken und Geweben sowie die Bildung der Nieren- und Harnsteine verhindert. Das Arzneimittel ist verschreibungspflichtig.

Treten während der Anwendung irgendwelche Hauterscheinungen oder andere Nebenwirkungen auf, muss unbedingt sofort der behandelnde Arzt aufgesucht werden. Er entscheidet dann über die weitere Anwendung oder über den Wechsel zu einem anderen Arzneistoff. Blutgerinnungsmittel vom Typ der Cumarin-Derivate haben mit Allopurinol eine Wechselwirkung. Die Wirkung des Gerinnungshemmers wird erhöht, sodass seine Dosierung oder die des Allopurinols reduziert werden müssen. Fragen Sie Ihren Apotheker, wenn Sie Gerinnungshemmer einnehmen müssen.

Der Wirkstoff Benzbromaron erhöht die Ausscheidung der Harnsäure.

AUSSCHWEMMUNG DER HARNSÄURE

Der Arzneistoff für die erhöhte Ausschwemmung der Harnsäure ist das **Benzbromaron**. Es wird auch als Kombination mit Allopurinol verwendet. Seine Wirkung beruht auf der ständigen Mobilisierung der Harnsäure aus den Ablagerungen in den Gelenken und Geweben. Auch dieses Arzneimittel muss vom Arzt verschrieben werden. Die Dosierung beträgt je nach Harnsäurekonzentration 50 bis 100 Milligramm täglich, sie wird einmal am Tag zugeführt. Bei der Anwendung ist auf ausreichende Flüssigkeitszufuhr, mindestens zwei bis drei Liter am Tag, zu achten. Der Harn sollte alkalisch sein, die Ausschwemmung der Harnsäure funktioniert dann viel besser. Meistens ist der Harn aber sauer. Man kann ihn alkalisch machen, indem man ein entsprechendes Arzneimittel einnimmt, das

Natrium- und Kaliumsalze der Zitronensäure enthält. Durch Wechselwirkungen kann Benzbroman nicht wirken, wenn gleichzeitig Salicylsäure-Präparate eingenommen werden. Dazu gehören auch eine ganze Reihe von **Kopfschmerzmitteln**.

Sollten Sie Kopfschmerzen haben, fragen Sie Ihren Apotheker nach einem unbedenklichen Mittel.

Wer Arzneimittel gegen Gicht einnimmt, sollte bei anderen Mitteln, und seien es auch nur Kopfschmerzmittel, den Apotheker nach möglichen Wechselwirkungen fragen.

Apotheker kennen sich gut aus mit Arzneimittel-Wechselwirkungen. Fragen Sie danach.

Zu Beginn der Erkrankung, wenn ein akuter Gichtanfall aufgetreten ist oder erstmals erhöhte Harnsäurewerte gemessen worden sind, sollte die Ausschwemmung der Harnsäure stehen. Um die Werte dann anschließend niedrig zu halten, wird Allopurinol angewandt.

PROGNOSE DER GICHT

Wird die harnsäuresenkende Therapie konsequent durchgeführt, ist die Prognose gut. Die Patienten werden nach wenigen Monaten anfallsfrei, die Weichteilknoten verschwinden und die Beweglichkeit der Gelenke stellt sich wieder ein, wenn sie nicht schon irreversibel geschädigt worden sind. Die Bildung der Harnsäuresteine wird verhindert, vorhandene Steine können sich mit der Zeit auflösen, Grieß kann sich gar nicht erst bilden. Die Lebensdauer und die Lebensqualität normalisieren sich.

Rezepte gegen Gicht

Damit das mit dem Abnehmen und der purinarmen Ernährung auch klappt, stehen im folgenden Teil dieses Buches einige Rezepte für leckere Mahlzeiten, die ohne Fleisch und mit wenig Purinen und wenig Fett auskommen.

Vorweg aber noch ein paar Tips für fettarmes Kochen und Braten:

- Dünsten und Dämpfen im Gegensatz zu Kurzbraten spart Fett.
- Größere Braten, wenn sie denn sein müssen, gelingen fettarm im Römertopf.
- Beschichtete Pfannen sparen Fett. Auch Bratkartoffeln gelingen darin mit ganz wenig Fett.
- Gemüse, die beim Braten Fett benötigen, wie Auberginen, kann man vorher im Ofen als ganze Frucht vorbacken. Dann werden sie anschließend beim Braten oder Dünsten auch ohne Fett gut.
- Statt Butter auf dem Frühstücksbrötchen schmeckt auch Magerquark mit Marmelade.
- Fertige pflanzliche Brotaufstriche können sehr kalorienhaltig sein. Besser: Quarkbrot mit einer dicken Schicht Schnittlauch, mit Tomaten oder Rettich.

Übrigens: Auch das Bild, das jeder von sich selbst hat, spielt eine große Rolle für das eigene Verhalten. Wer von sich ein positives Bild hat, trotz fortgeschrittenen Alters noch sportlich ist, bewegt sich automatisch mehr als der, der von sich das Bild eines trägen Menschen in sich trägt. Und mehr Bewegung heißt wieder: schneller abnehmen.

Die Rezepte ab Seite 48 kommen ohne Fleisch und

mit wenig Fett aus. Der Puringehalt ist in jedem Fall tolerabel. Deshalb wird auf genaue Angaben verzichtet. Um abschätzen zu können, welche Energiemenge Sie aufnehmen, finden Sie die Werte für Kilokalorien am Ende jeden Rezepts. Wie Sie sehen werden, muss guter Geschmack nicht dick machen.

Eigene Ideen sind gefragt

Wenn Sie die Rezepte studiert und einige nachgekocht haben, fallen Ihnen sicher von selbst viele Variationsmöglichkeiten ein, insbesondere mit Hilfe der Übersichten auf den Seiten 32 und 33.
Die vorgegebenen Beispiele sollen Ihnen nur einige Anregungen geben, wie man Purine und Fett vermeidet.

Suppen und Soßen auf Tomatenbasis beispielsweise schmecken lecker und kommen ohne Fleisch und Sahne

aus. Für den Eintopf eignet sich jedes Gemüse außer den purinhaltigen Hülsenfrüchten, die darüber hinaus blähungstreibend sind und schon deshalb nicht von jedem vertragen werden.

Mit Nudeln, Reis oder Kartoffeln angereichert geben solche Gerichte immer eine vollständige und gesunde Mahlzeit. Eine geriebene Kartoffel an Suppe oder Soße spart das Mehl oder die Sahne zum Andicken.

Essen wie im Urlaub

Schauen Sie auch einmal in die Töpfe unserer süd- und osteuropäischen Nachbarn. Dort isst man viel mehr gemüsebetont, einmal weil das Klima leichtere Kost erfordert, zum anderen weil aus finanziellen Gründen das auf den Tisch kommt, was überall wächst: Obst, Gemüse und Getreide.
Die Arbeitsgemeinschaft der Verbraucherverbände weist

darauf hin, dass das Image bestimmter Lebensmittel oft zu falschem Einkauf verführt. Da Fleisch beispielsweise als wertvoll gilt, legen viele Menschen immer noch großen Wert auf große Fleischportionen und weniger Wert auf Gemüse, Salat, Kartoffeln und Obst. Auf diese Weise können auch für gesunde Menschen Vitamindefizite und Probleme mit dem Übergewicht entstehen. Wer außerdem mit dem Geld rechnen muss, gibt durch zuviel Fleisch mehr Geld als nötig aus und ernährt sich dennoch nicht richtig. Also: Keine falsche Scham beim Einkauf.

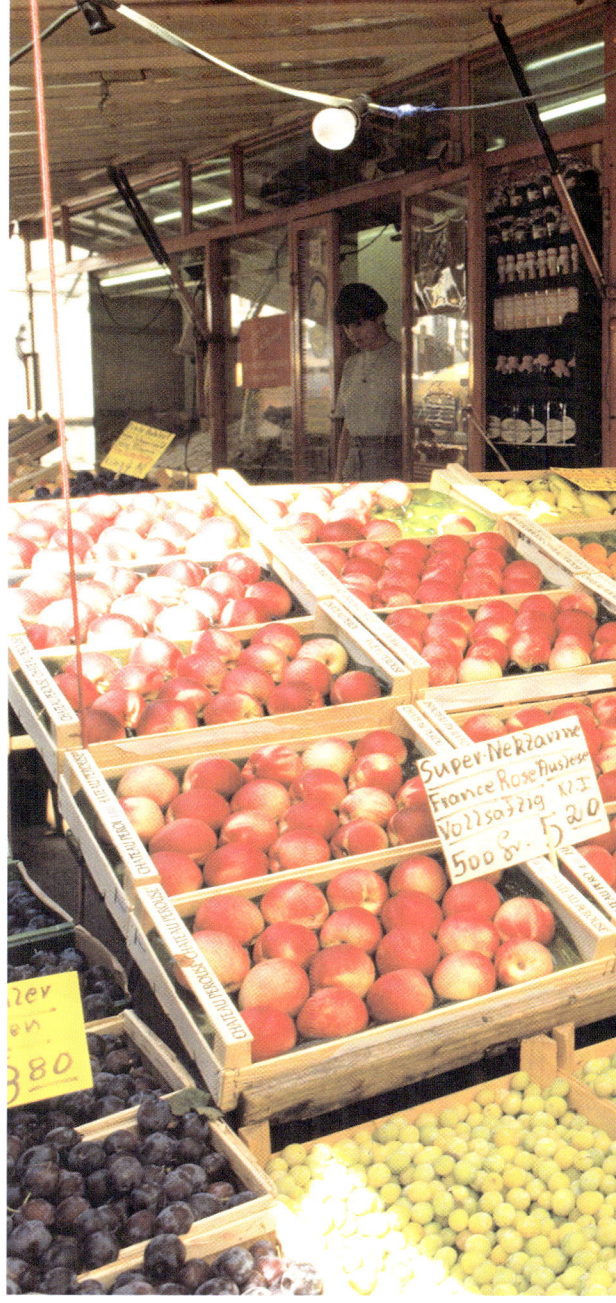

Fleisch selten essen, dafür den Einkaufskorb mit Obst und Gemüse füllen.

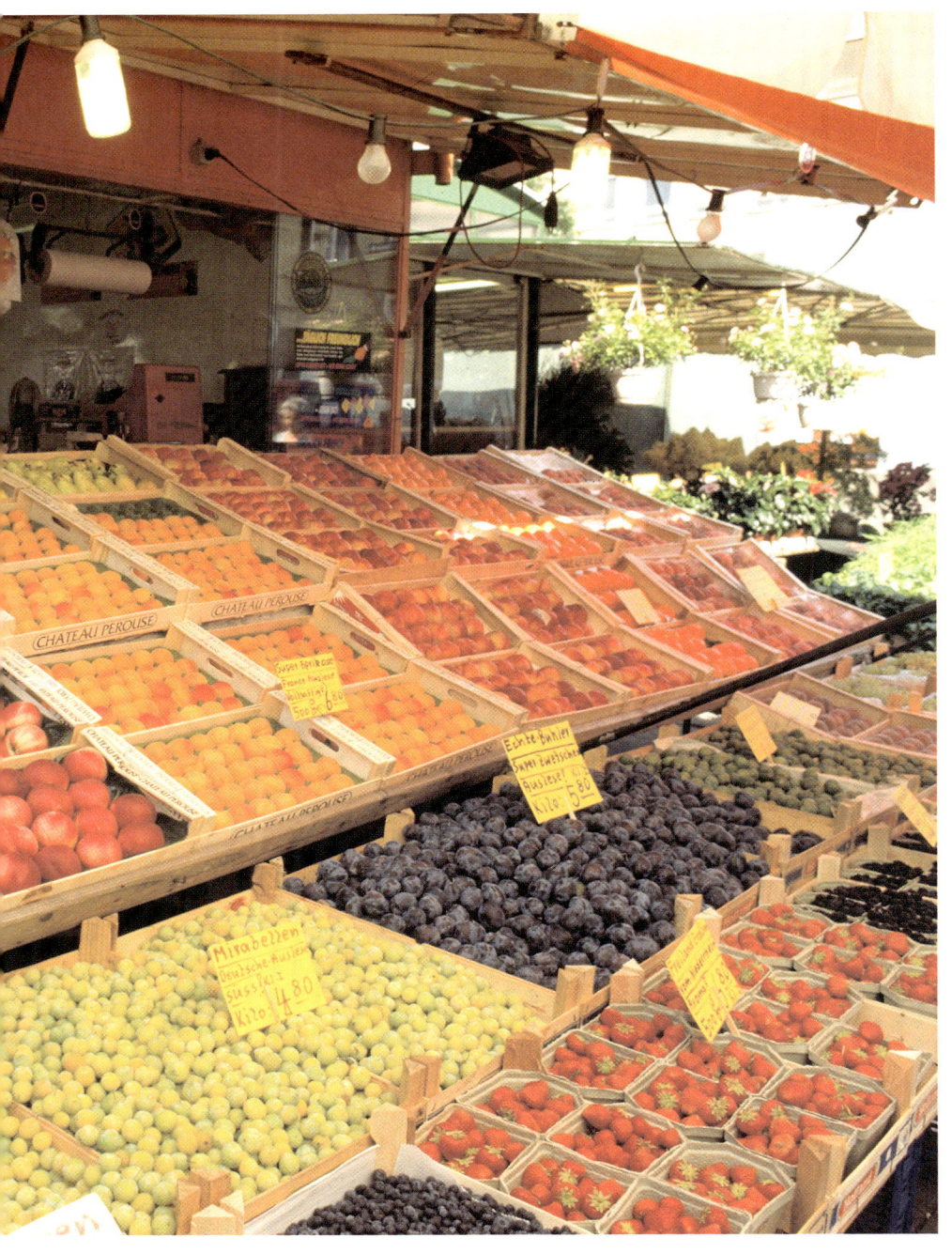

Gemüsetopf „Napoli"

Kreuz und quer durch den Garten geht es bei dieser Suppe. Sie eignet sich hervorragend dazu, verschiedene Gemüsereste zu einer neuen Kreation zusammenzuführen.

Trotz der langen Zutatenliste schnell zubereitet, kommen die nährstoff- und aromaschonenden kurzen Garzeiten durch das sehr klein geschnittene Gemüse zustande.

Dieser Gemüsetopf leidet auch nicht, wenn er einmal kurz wieder aufgewärmt wird.

Für 4 bis 6 Portionen:

2 Essl. Olivenöl

1 Zwiebel, fein gehackt

3 Knoblauchzehen, fein gehackt

800 g Gemüsebrühe

1 Lorbeerblatt

1/4 Teel. Liebstöckel

1 Prise Piment

1 Prise Muskat

100 g Karotten, 5 mm dicke Scheiben

50 g Sellerie, kleine Würfel

100 g Brokkoli, kleine Röschen

100 g Champignons, 3 mm dünne Scheiben

2 Tomaten, kleine Würfel

1 Handvoll Spinatblätter

1 Bund Basilikum, fein gehackt

1/2 Bund Petersilie, fein gehackt

40 g Parmesan, gerieben

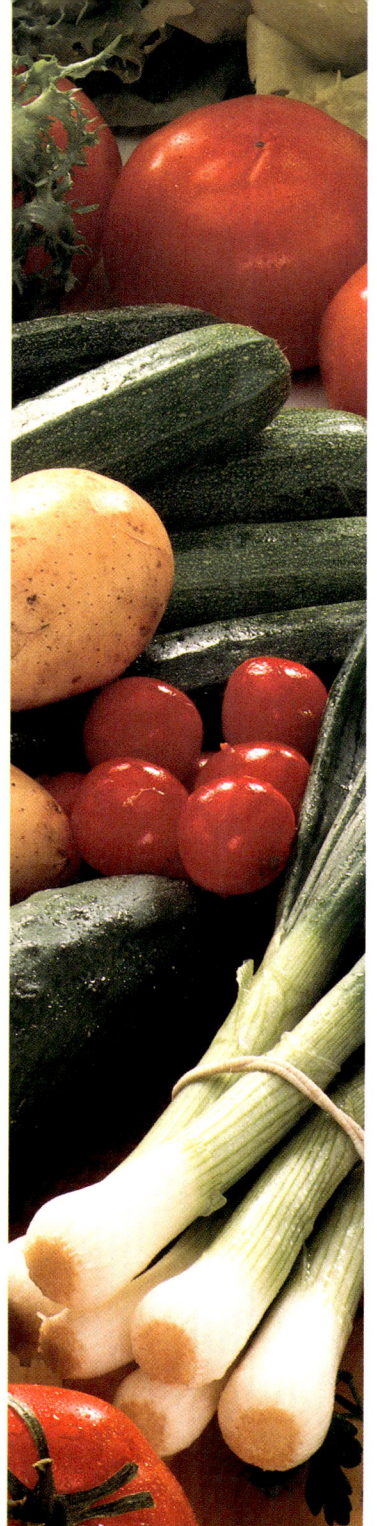

Olivenöl in einem großen Topf erhitzen, Zwiebeln und Knoblauch 5 Minuten unter Rühren goldbraun braten. Mit der Gemüsebrühe aufgießen. Die Gemüsebrühe zum Kochen bringen, mit Lorbeer, Liebstöckel, Piment und Muskat würzen. Karotten und Sellerie dazugeben. 4 Minuten zugedeckt köcheln. Brokkoli, und Champignons hinzufügen, die Gemüse zugedeckt 4 Minuten leicht kochen. Zum Schluss Tomaten und Spinat in die Suppe rühren und noch 2 Minuten zugedeckt köcheln.

Die Gemüse sollten weich sein, aber noch einen guten Biss haben. Die Suppe vom Herd nehmen, Basilikum und Petersilie unterrühren. Dazu Parmesan reichen.

Pro Portion: 145 kcal

Brot-Knoblauch-Suppe

Eine gut gewürzte Gemüsebrühe ist Voraussetzung für dieses Schnell-Spar-Rezept.

Für 2 Portionen:

2 Essl. Olivenöl
7 Knoblauchzehen, fein gehackt
1 Zwiebel, fein gehackt
1 Essl. Sojasoße

1/4 Teel. Honig
500 ml Gemüsebrühe
1 Lorbeerblatt
2 Pimentkörner
1 Prise Thymian
1 Prise Basilikum
1 Prise Oregano
1 Prise Muskat
80 g altes Weizenvollkornbrot, dünne Scheiben
50 g Parmesan, gerieben
1 Frühlingszwiebel, feine Ringe

1 1/2 Essl. Olivenöl in einem kleinen, flachen Topf erhitzen. Knoblauch und Zwiebeln unter Rühren rasch goldbraun anbraten. Mit der Soja-soße ablöschen, Honig dazugeben. Sojasoße unter Rühren einkochen. Mit Gemüsebrühe aufgießen, mit Lorbeer, Piment, Thymian, Basilikum, Muskat und Oregano würzen, zugedeckt 10 Minuten köcheln. Wenn die Suppe zu salzig ist, etwas Wasser nachgießen. In der Zwischenzeit das restliche Öl in einer Pfanne erhitzen, das Brot knusprig braun braten.
Brot auf 2 Suppentellern verteilen, mit der Suppe aufgießen, mit Parmesan und den Zwiebelringen bestreuen. Sofort servieren.

Pro Portion: 380 kcal

Für das elegante Mai-Menü ein edles, aber nicht sehr arbeitsaufwendiges Süppchen, da grüner Spargel nicht geschält werden muss. Sehr fein auch mit Brunnen- statt mit Garten- kresse.

Für 4 Portionen:

700 g grüner Spargel
1 Essl. Butter
1 Zwiebel, fein gehackt
2 Essl. Mehl, Type 1050
300 ml Milch
800 ml Gemüsebrühe
1 Prise Piment
1 Prise Muskatblüte
1/4 Teel. Liebstöckel
1/2 Teel. Basilikum
Salz
4 Essl. trockener Weißwein
abgeriebene Schale von 1/4 ungespritzter
    Zitrone
Pfeffer
3 Essl. Kresse

Vom Spargel die trockenen Enden abschnei-
den. Spargelköpfe etwa 5 cm lang abschnei-
den und bei Seite legen, den Rest des Spar-
gels in Stücke schneiden.
Butter in einem Topf erhitzen und Zwiebeln

glasig dünsten. Das Mehl mit den Zwiebeln vermischen und unter Rühren kurz anrösten, bis es angenehm duftet.

Das Mehl darf nicht dunkel werden, sonst wird die Suppe bitter.

Milch dazugießen, die Suppencreme mit dem Schneebesen glatt rühren. 600 ml Gemüsebrühe unterrühren, mit Piment, Muskatblüte, Liebstöckel und Basilikum würzen, mit Salz abschmecken, zugedeckt 5 Minuten leicht kochen. Spargelstücke dazugeben, die Suppe zugedeckt 10 Minuten köcheln, bis der Spargel weich ist. Ab und zu umrühren, damit am Topfboden nichts anbrennt. Die Spargelsuppe 1 Minute im Mixer auf höchster Stufe pürieren, durch ein Sieb passieren, zurück in den Topf gießen.

Während die Suppe köchelt, die restliche Gemüsebrühe zum Kochen bringen. Die Spargelköpfe darin in 8 Minuten weich mit Biss dünsten und dann mit Brühe in die Cremesuppe rühren, mit Weißwein und Zitronenschale würzen, erhitzen, mit Salz und Pfeffer abschmecken. Die Suppe vom Herd nehmen, 2 Essl. Kresse unterrühren und mit 1 Essl. Kresse garnieren.

Pro Portion: 145 kcal

Für 4 Portionen:

1 Essl. Butter
1 Zwiebel, fein gehackt
2 Knoblauchzehen, fein gehackt
150 g Kartoffeln, dünne Scheiben
250 g Weißkraut, 1 cm breite Streifen
1/2 Teel. Kümmel
1 Teel. Paprika, edelsüß
Salz
900 ml Gemüsebrühe
1 Prise Chilipfeffer
1 Prise Muskat
1/4 Teel. Liebstöckel
100 g Sauerrahm (10% Fett)
1 Essl. Petersilie, fein gehackt

Butter in einem schweren Topf erhitzen, Zwiebeln
und Knoblauch 3 Minuten unter Rühren anbraten.
Kartoffeln und Kraut dazugeben, unter Rühren kurz
anbraten, Kümmel, Salz und Paprika untermischen,
mit Gemüsebrühe aufgießen, mit Chili, Muskat und
Liebstöckel würzen.
Die Suppe zugedeckt 12 bis 15 Minuten köcheln,
die Gemüse sollten noch einen leichten Biss haben.
Suppe vom Herd nehmen, den Sauerrahm mit
Schneebesen einrühren, mit Petersilie garniert
servieren.

Pro Portion: 130 kcal

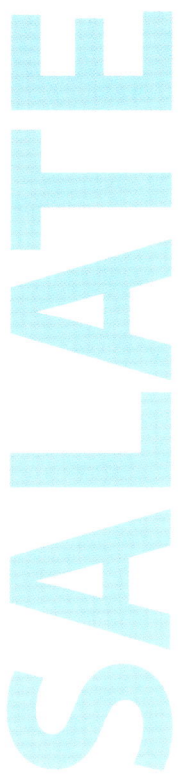

Kunterbunter Sommersalat mit Knoblauchcroûtons

Mit etwas Schafskäse eine Hauptmahlzeit.

Für 4 Portionen:

3 Tomaten, sehr kleine Würfel
1 Essl. Olivenöl
2 Essl. Essig
1/2 grüne Paprikaschote, sehr kleine Würfel,
    ohne Kerne
50 g Zucchini, sehr kleine Würfel
50 g Gurke, sehr kleine Würfel
1 Frühlingszwiebel, feine Ringe
2 Knoblauchzehen, fein gehackt
1 Teel. Oregano, fein gehackt
3 Essl. Basilikum, fein gehackt
Salz
Pfeffer
1 Kopfsalat, mundgerechte Stücke
10 schwarze Oliven

Knoblauchcroûtons:

2 Knoblauchzehen, sehr kleine Würfel
1 Teel. Olivenöl
1 Prise Thymian
Salz
Pfeffer
2 Scheiben Weizenvollkornbrot

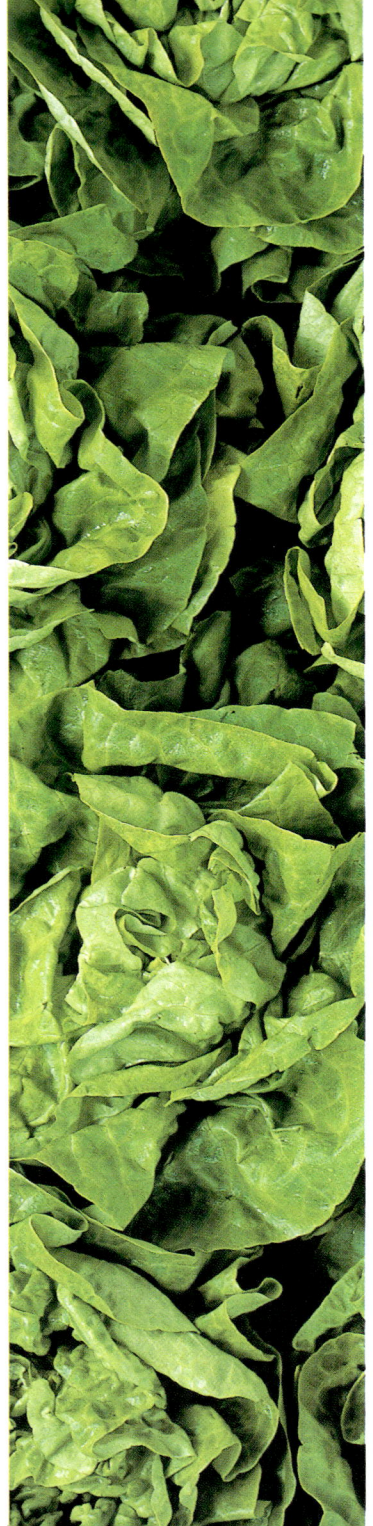

Tomaten in eine Schüssel geben, das Olivenöl tropfenweise unterrühren, Essig untermischen. Paprika, Zucchini, Gurke, Zwiebel,
Knoblauch und Kräuter in die Tomatensoße
mischen, mit Salz und Pfeffer würzen. Kopfsalat und Oliven auf einer Platte anrichten.

Für die Knoblauchcroûtons Knoblauch,
Olivenöl, Thymian, Salz und Pfeffer vermischen. Die Ölmischung auf das Brot strei-
chen. Brot in kleine Rechtecke schneiden. Die
Brotwürfel auf ein Backblech geben, im
vorgeheizten Ofen bei mittlerer Hitze 5 bis
7 Minuten knusprig braun backen.
Die Gemüsesoße auf dem Kopfsalat verteilen, die heißen Croûtons auf den Salat
streuen, sofort servieren.
Sieht auch portionsweise angerichtet sehr
einladend aus.

Pro Portion: 170 kcal

*In der kalten Jahreszeit bringen selbst gezüch-
tete Sprossen Vitamine auf den Tisch.*

Für 4 Portionen:

1 kleiner Endiviensalat, feine Streifen
100 g Karotten, streichholzgroße Stifte
50 g Selleriewurzel, streichholzgroße Stifte
5 Essl. Sprossen (Alfalfa [Luzerne], Linsen,
    Radieschen)
2 Bund Schnittlauch, fein geschnitten
100 ml Kefir
1 Essl. Senf
Salz

Endiviensalat, Karotten, Selleriewurzel,
Sprossen in einer Schüssel anrichten.
Karotten und Sellerie kann man auch fein
reiben. Aus Schnittlauch, Kefir, Senf und Salz
eine Soße anrühren, den Salat mit der Soße
vermischen.

Pro Portion: 45 kcal

SAUCEN

Joghurtmayonnaise

Für 4 Portionen:

1 Essl. scharfer Senf
2 Essl. Zitronensaft
1 Prise Chilipfeffer
Salz
1 Essl. Olivenöl
250 g Joghurt (3,5% Fett)
1 Frühlingszwiebel, feine Ringe
1 Essl. Petersilie, fein gehackt
3 Essl. Essiggurken, sehr kleine Würfel

Senf, Zitronensaft, Chili und Salz mit einem Handrührgerät glatt rühren. Zuerst das Öl tropfenweise, dann nach und nach den Joghurt unterrühren. Die Soße mit Kräutern und Essiggurken würzen, mit Salz abschmecken.

Pro Portion: 75 kcal

Die schnellste Pasta-Soße aus frischen Tomaten.
Auch als saftige Begleitung vieler Gemüsegerichte
geeignet.

Für 4 bis 6 Personen:

2 Essl. Olivenöl
5 Knoblauchzehen, fein gehackt
1 Zwiebel, fein gehackt
1000 g Tomaten als Schnitzel
1/2 Teel. Thymian
1/2 Teel. Oregano
1 Lorbeerblatt
Pfeffer
Salz
1 kleines Bund Basilikum, fein gehackt

Olivenöl in einem flachen Topf erhitzen, Knoblauch und Zwiebeln goldgelb braten. Tomaten
zufügen, mit Thymian, Oregano, Lorbeer, Pfeffer
und Salz würzen. Die Tomaten in 15 bis
20 Minuten zu einer dicken Soße einkochen Ab
und zu umrühren, die Soße durchpassieren.
Die Tomatensoße zurück in den Topf geben,
nochmals kurz erhitzen, vom Herd nehmen und
das frische Basilikum unterrühren.

Pro Portion: 75 kcal

SPAGHETTI & CO

Pasta mit gebackenen Tomaten, Auberginen und Zucchini

Gemüse nicht vereint im Topf geschmort, sondern jedes für sich im eigenen Saft gebacken.

Für 4 Portionen:

2 Essl. Olivenöl
400 g Auberginen in 1 cm dicken Längsscheiben
300 g Zucchini in 1,5 cm dicken Längsscheiben
Salz
4 Tomaten
250 g Vollkornspaghetti
4 Knoblauchzehen, fein gehackt
3 Essl. Basilikum, fein gehackt
1 Teel. Oregano, fein gehackt
1/2 Teel. Thymian, fein gehackt
80 g Parmesan, gerieben
Pfeffer

Ein großes Backblech mit 1/2 Essl. Olivenöl bestreichen, darauf nebeneinander Auberginen- und Zucchinischeiben legen, leicht salzen. Tomaten am Stielansatz über Kreuz einschneiden, auf das Blech geben. Die Gemüse insgesamt 20 Minuten im vorgeheizten Ofen bei mittlerer Hitze backen. Auberginen- und Zucchinischeiben nach 10 Minuten umdrehen, das Backblech evtl. nochmals nachfetten.

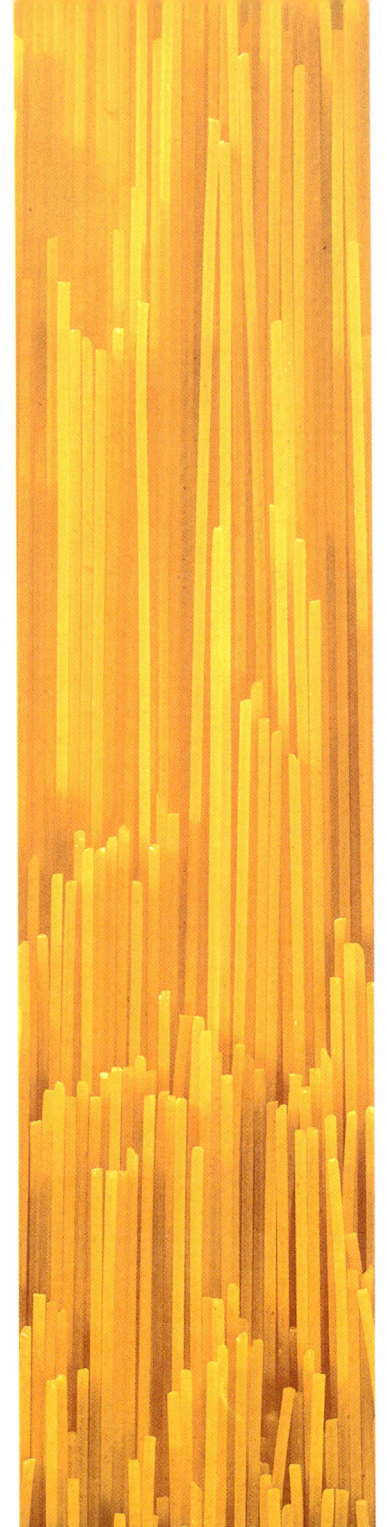

Die gebackenen Auberginen und Zucchini in mundgerechte Stücke schneiden, Tomaten schälen und das Fruchtfleisch in kleine Würfel schneiden.

In der Backzeit der Gemüse reichlich Salzwasser zum Kochen bringen, die Spaghetti bissfest kochen, abgießen, abtropfen lassen und in einer vorgewärmten Schüssel mit 1 Essl. Olivenöl, dem Gemüse, Knoblauch, Kräutern und der Hälfte des Parmesans vermischen.

Die Pasta mit Salz abschmecken und frisch zerstoßenem Pfeffer bestreut servieren, dazu den restlichen Parmesan reichen.

Pro Portion: 390 kcal

Ein Leibgericht aus der Donau-Metropole, typisch mit kleinen quadratischen Nudelstückchen, den „Fleckerln". Schmeckt aber auch mit Bandnudeln. Für viele Gäste problemlos und sehr preiswert zubereitet.

Für 4 Portionen:

1000 g junges Weißkraut
2 Essl. Öl
1 Zwiebel, fein gehackt
Pfeffer
Salz
300 g Bandnudeln

Das Kraut vierteln, Strunk herausschneiden, die Viertel mehrmals längs teilen und in feine Streifen schneiden. Öl in einem flachen Topf mit schwerem Boden erhitzen, Zwiebeln darin in 10 Minuten goldgelb dünsten, öfters umrühren. Zucker dazugeben, die Zwiebeln unter Rühren hellbraun karamelisieren. Kraut mit Zwiebeln vermischen, mit Pfeffer und Salz würzen und zugedeckt 25 Minuten bei geringer Hitze dünsten. Ab und zu umrühren. Die Nudeln in reichlich Wasser bissfest kochen, kalt abschrecken und gut abtropfen lassen. Nudeln mit dem Kraut vermischen und noch etwas dünsten lassen. Mit Pfeffer und Salz abschmecken.

Pro Portion: 400 kcal

KARTOFFELN & REIS

Gewürzte Kartoffeln aus dem Ofen

Im Handumdrehen zubereitet, Kartoffeln mit Knusperkruste, Kinder lieben sie auch.

Für 4 Portionen:

800 g festkochende, kleine Kartoffeln
1 Teel. Kümmel
1/2 Teel. Paprika, edelsüß
1 Prise Paprika, scharf
Salz
20 g Butter

Die gut gewaschenen Kartoffeln längs halbieren und mit der Schnittfläche nach oben auf ein Backblech setzen. Mit Kümmel, Paprika und Salz würzen.

Auf jede Kartoffelhälfte ein kleines Butterflöckchen geben und im vorgeheizten Ofen 20 bis 25 Minuten bei mittlerer Hitze backen. Dazu kräuterwürziger Joghurtfrischkäse oder Joghurt-Gewürzsoße aus Joghurt, verrührt mit Knoblauch, Pfeffer und Salz, dazu Kräuter nach Wahl; auch Curry und Senf passen in die Joghurt-Soße

Pro Portion: 180 kcal

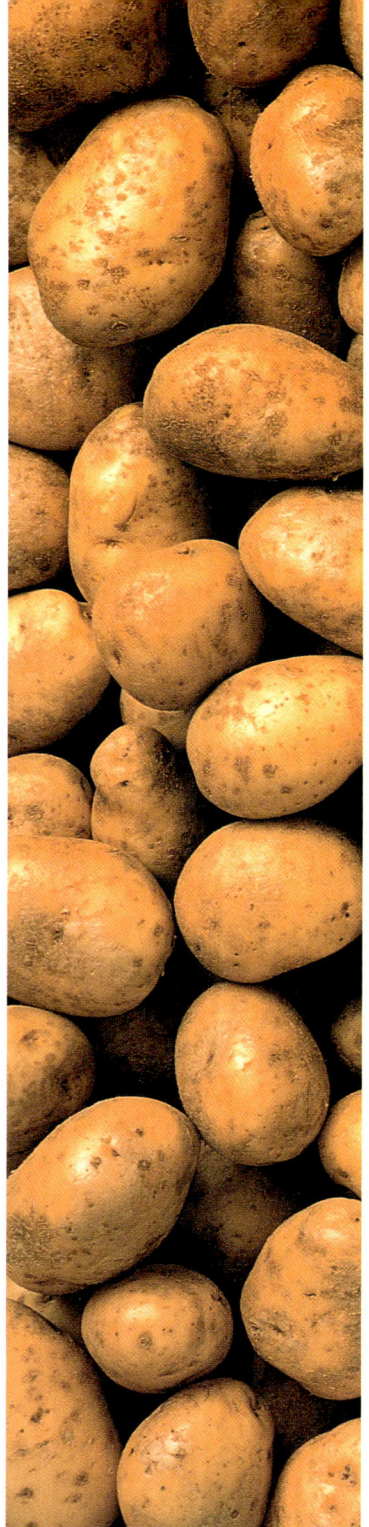

Pilz-Kräuter-Risotto

Für 4 Portionen:

20 g getrocknete Steinpilze
1 Essl. Olivenöl
1/2 Zwiebel, fein gehackt
3 Knoblauchzehen, fein gehackt
250 ml Naturreis
500 ml Gemüsebrühe
1 Lorbeerblatt
1 Essl. Butter (15g)
300 g Champignons, 3 mm dünne Scheiben
100 g Porree, längs halbiert, 5 mm dünne
Streifen
1 Bund Petersilie
Salz
Pfeffer
80 ml trockener Weißwein
40 g Parmesan, gerieben
3 Essl. Basilikum, fein gehackt
1 Teel. frischer Thymian, fein gehackt
1 Teel. frisches Oregano fein gehackt

Steinpilze in 200 ml heißem Wasser 20 Minuten einweichen, abgießen, Einweichwasser
auffangen, durch ein Papierfilter abgießen.
Steinpilze kurz unter kaltem Wasser ab-
spülen, abtropfen lassen, in feine Streifen
schneiden.

Öl in einem Topf mit schwerem Boden erhitzen, Zwiebeln und Knoblauch in 10 Minuten glasig dünsten, ab und zu umrühren. Reis dazu geben, unter Rühren kurz anbraten, bis alle Körner glänzend mit Öl überzogen sind. Mit 400 ml Gemüsebrühe aufgießen, Lorbeerblatt dazu geben, zum Kochen bringen, zugedeckt 30 Minuten leicht köcheln.

In einer schweren Pfanne die Butter erhitzen, Champignons, Porree, Steinpilze und Petersilie 4 Minuten unter Rühren braten, mit Salz und Pfeffer würzen, mit dem Weißwein aufgießen. Das Gemüse zum Reis geben, mit dem Einweichwasser aufgießen, vorsichtig umrühren und das Risotto zugedeckt noch etwa 20 Minuten leicht köcheln. Bei Bedarf noch etwas Gemüsebrühe nachgießen. Das Risotto soll saftig und nicht zu trocken sein. Parmesan und Kräuter untermischen.

Pro Portion: 380 kcal

GEMÜSE

Gebratene Pilze mit Zucchini

Für 2 bis 3 Portionen:

10 g getrocknete Steinpilze
1 Essl. Olivenöl
1/2 Zwiebel, fein gehackt
2 Knoblauchzehen, fein gehackt
250 g Champignons, 3 mm dünne Scheiben
Salz
300 g Zucchini, längs halbiert, 3 mm dünne
   Scheiben
1/4 Teel. Basilikum
1 Prise Thymian
Pfeffer
1 Essl. Petersilie, fein gehackt

Steinpilze in 100 ml heißem Wasser 30 Minuten einweichen, abgießen, Einweichwasser
auffangen, durch ein Papierfilter gießen.
Steinpilze kurz unter fließendem Wasser ab-
spülen und in sehr kleine Stücke schneiden.
Öl in einer schweren Pfanne erhitzen, Zwiebeln und Knoblauch unter Rühren 3 Minuten
goldbraun braten, Steinpilze dazugeben,
unter Rühren kurz anbraten Champignons
hinzufügen, leicht salzen, bei guter Hitze 2
Minuten braten. Zucchini dazugeben, unter
Rühren 1 Minute braten. Einweichwasser und
Kräuter unterrühren. Die Gemüse 4 Minuten
zugedeckt bei schwacher Hitze dünsten. Mit
Salz, Pfeffer und Petersilie würzen, sofort

Buchhandlung
Susanne Pristatt
Rathausstr. 46
65203 Wiesbaden
Tel: 0611-690195C

	1	06.11.2004

Gabler,H.:Gericht im Gritt

3-7741-0838-,	2	9.00
Bar		9.00

MWST BRUTTOUMSATZ		9.00
7.00% MWST :	0.59	
NETTOUMSATZ	8.41	

BON NR	/ UHRZEIT /	KASSIERER
0611	11:07	1

Es bediente Sie
       Kasse 1

servieren. Schmeckt zu Hirse, Weizenknödel und mit etwas geriebenem Parmesan gut zu Pasta.

Pro Portion: 75 kcal

Gelb-Rotes Herbstgemüse

Für 4 Portionen:

2 Essl. Öl
1 Zwiebel, fein gehackt
3 Knoblauchzehen, fein gehackt
2 rote Paprikaschoten, etwa 300 g,
    1 cm breite Streifen, ohne Kerne
400 g Kürbis, 2 cm große Würfel
300 g Tomaten, abgezogen, Würfel
200 ml Gemüsebrühe
1 Prise Chilipfeffer
1 Prise Muskatnuss, frisch gerieben
1 Prise Zimt
1 Teel. Paprika, edelsüß
Pfeffer
Salz
1 junger Maiskolben
    oder 100 g Mais aus der Dose

Öl in flachem Topf erhitzen, Zwiebel und Knoblauch unter Rühren in 5 Minuten gold-gelb braten. Paprikastreifen hinzufügen,

unter Rühren 3 Minuten braten. Kürbis, Tomaten, Gemüsebrühe, Chili, Muskatnuss, Zimt und Paprikapulver hinzufügen, vermischen, mit Pfeffer und Salz abschmecken, das Gemüse 25 bis 30 Minuten zugedeckt leicht köcheln, ab und zu vorsichtig umrühren, der Kürbis soll weich sein, aber noch Biss haben und nicht zerfallen.

In der Zwischenzeit die Maiskörner mit einem scharfen Messer vom Kolben lösen. Die Maiskörner unter das Gemüse mischen, 3 Minuten mit erhitzen. Das Gemüse mit Salz abschmecken.

Besonders üppig wird das Essen, wenn Sie eine schnell angerührte Joghurt-Gewürzsoße (siehe Seite 57 zum Herbstgemüse reichen.

Pro Portion: 140 kcal

Zucchini, Porree, Karotten und Wirsing aus dem Dampf mit Zitronencreme

Für 3 Portionen:

4 hellgrüne Wirsingblätter
abgeriebene Schale von 1/4 ungespritzter
    Zitrone
100 g Karotten, 1/2 dünne Scheiben
100 g Porree, längs halbiert, 1/2 cm breite
    Streifen

250 g Zucchini, 1 cm dicke Scheiben
1 Essl. Zitronensaft
Salz
80 g Sauerrahm
1 Essl. Dill, fein gehackt

Auf den Boden eines Siebeinsatzes die ganzen
Wirsingblätter legen, den Abrieb der Zitronenschale darüber streuen, darauf Karotten, Porree
und Zucchini geben. Die Gemüse zugedeckt
über Wasserdampf 10 Minuten dünsten, sie
sollen weich sein, aber noch einen guten Biss
haben.
In der Zwischenzeit Zitronensaft mit Salz vermischen, Sauerrahm langsam mit dem Schneebesen unterrühren, die Soße schaumig rühren
und mit Dill würzen.
Auf einer Platte Karotten, Porree und Zucchini
auf den Wirsingblättern anrichten. Die Soße
getrennt dazu reichen.

Pro Portion: 75 kcal

Kohlrabi in Estragonsoße

Für 4 Portionen:

600 g junge Kohlrabi
500 ml Gemüsebrühe
150 g Kartoffeln, kleine Würfel

2 Knoblauchzehen, fein gehackt

1 Prise Muskat

1 Prise Thymian

4 Essl. Sahne

abgeriebene Schale von 1/4 ungespritzter
    Zitrone

1 Essl. Estragon, fein gehackt

2 Teel. Kapern, fein gehackt

Pfeffer

Salz

200 g Kohlrabi in kleine Würfel schneiden.
Die Hälfte der Gemüsebrühe zum Kochen bringen, Kohlrabiwürfel und Kartoffeln dazugeben,
mit Knoblauch, Muskat und Thymian würzen.
Die Gemüse zugedeckt in 7 Minuten weich
köcheln. Die Gemüse im Mixer fein pürieren.
Die restlichen Kohlrabi in 3 mm dünne Scheiben auf dem Gurkenhobel schneiden. Die restliche Gemüsebrühe und die Sahne zum Kochen
bringen, mit dem Abrieb der Zitronenschale
würzen, die Kohlrabischeiben hinzufügen und
zugedeckt 4 Minuten köcheln. Der Kohlrabi soll
noch Biss haben. Der pürierten Gemüsesoße
Estragon und Kapern unterrühren, mit Pfeffer
und Salz abschmecken und den Gemüsetopf
noch 1 Minute köcheln lassen.

Pro Portion: 115 kcal

Gebratene Austernpilze mit Tomatensoße „Calabria"

Für 2 Portionen:

Tomatensoße:
4 mittelgroße, reife Tomaten, abgezogen,
    kleine Stücke
4 Knoblauchzehen, fein gehackt
1/2 Zwiebel, fein gehackt
2 Essl. Basilikum, fein gehackt
1 Essl. Olivenöl
schwarzer Pfeffer
Salz

Pilzpfanne:
1 Essl. Olivenöl
4 Knoblauchzehen, fein gehackt
50 g Austernpilze, mundgerechte Stücke
1 Teel. frischer Thymian, fein gehackt
Salz
Pfeffer

Für die Tomatensoße Tomaten, Knoblauch, Zwiebel und Basilikum vermischen. Olivenöl unter die Tomaten rühren, die Soße mit Pfeffer und Salz abschmecken.
Für die Pilzpfanne Olivenöl in einer Pfanne mit schwerem Boden erhitzen, Knoblauch kurz anbraten, Austernpilze dazugeben, mit Thymian würzen unter Rühren bei guter Hitze 5 Minuten braten, mit Salz und Pfeffer

abschmecken. Zu den Austernpilzen die
Tomatensoße reichen.

Pro Portion: 265 kcal

Böhmisches Paprikakraut

Ein herzhafter Gemüsetopf.

Für 2 bis 3 Portionen:

1 Essl. Butter
1 Zwiebel, fein gehackt
4 Knoblauchzehen, fein gehackt
1 Teel. Paprika, edelsüß
1 Prise Paprika, scharf
500 g junges Kraut, feine Streifen
Salz
Pfeffer
1/2 Teel. Thymian
100 ml Gemüsebrühe
100 g Joghurt
100 g Sauerrahm
1 Essl. Tomatenmark
2 Essiggürkchen, fein gehackt

Butter in einem Topf mit schwerem Boden
schmelzen. Zwiebeln und Knoblauch darin
goldgelb braten. Paprika unterrühren, Kraut
dazugeben, alles gut vermischen, mit Salz,

Pfeffer und Thymian würzen, zugedeckt
20 Minuten auf kleiner Flamme dünsten, ab
und zu umrühren.
Gemüsebrühe, Joghurt, Sauerrahm und
Tomatenmark im Mixer auf höchster Stufe
vermischen. Die Flüssigkeit und die Essiggürkchen unter das Kraut rühren. Das Kraut
zugedeckt noch 5 Minuten köcheln. Dazu
Kartoffelpüree oder gebackene Ofenkartof-
feln.

Pro Portion: 220 kcal

Kohlrabigratin mit Gorgonzola

Für 4 Portionen:

1/2 Teel. Butter
800 g junge Kohlrabi, mit dem Gurkenhobel
    geschnitten
Salz, Pfeffer
100 g Joghurt
50 g Sauerrahm
1 Ei
100 g Gorgonzola, kleine Stücke
1 Essl. Petersilie

Eine flache Auflaufform mit Butter ausstreichen,
Kohlrabi dachziegelartig einschichten, leicht salzen
und pfeffern. Joghurt, Sauerrahm und Ei verrühren,
mit Salz und Pfeffer abschmecken, die Soße über
die Kohlrabi gießen, Gorgonzola darauf verteilen.
Das Gratin im vorgeheizten Ofen etwa 20 Minuten
bei mittlerer Hitze backen. Mit Petersilie garniert
servieren.

Pro Portion: 200 kcal

Blumenkohl-Kartoffel-Gratin

*Blumenkohl und Kartoffeln roh in gewürzter Milch
gebacken. Effekt: Das ganze Gratin ist von feinem
Blumenkohlgeschmack durchzogen.*

Für 4 Portionen:

1 Teel. Öl
300 g Blumenkohl, kleine Röschen
400 g Kartoffeln, dünne Scheiben
Salz
400 ml Milch
1 Prise Muskatblüte
1 Prise Chilipfeffer
1 Teel. Thymian, fein gehackt
abgeriebene Schale von 1/4 ungespritzter Zitrone
20 g Parmesan
1 Essl. Petersilie, fein gehackt

Eine große flache Auflaufform mit Öl ausstreichen.
Abwechselnd Blumenkohl und Kartoffeln in einer
dünnen Schicht in die Form geben. Die Gemüse
salzen. Milch mit Muskatblüte, Chili, Thymian und
dem Abrieb der Zitronenschale würzen, über das
Gemüse gießen. Das Gratin im vorgeheizten Ofen
bei mittlerer Hitze insgesamt 35 bis 40 Minuten
backen. Nach 20 Minuten mit Parmesan bestreuen
und, wenn notwendig, Milch nachgießen.
Das Gratin mit der Petersilie garniert servieren.

Pro Portion: 165 kcal

Begriffe, die der Arzt verwendet

Adipositas

Fettsucht, Übergewicht

akut

Plötzlich auftretend, schnell und heftig verlaufend

Antidiabetika

Chemisch definierte Arzneistoffe, die gegen Diabetes mellitus angewandt werden.

Atherosklerose

Eine andere Bezeichnung für Arteriosklerose, umgangssprachlich auch als Arterienverkalkung bezeichnet. Durch Ablagerung von Cholesterin entstehen krankhafte Veränderungen der Arterien-Innenwände, insbesondere der Herzkranzarterien. Verhärtung, Verdickung, Elastizitätsverlust und Einengung führen zur Verminderung des Blutdurchflusses: Schlaganfall oder Herzinfarkt können die Folge sein.

Blutserum

Der von den roten und weißen Blutkörperchen befreite Teil des Blutes. Er enthält nur noch Eiweiße, anorganische Salze und Wasser, wird auch als Plasma bezeichnet

chronisch

Langsam sich entwickelnd, langsam verlaufend, dauerhaft

Diabetes mellitus

Auch Zuckerkrankheit genannt, ist eine auf erblicher Grundlage beruhende, im Alter häufig vorkommende Störung des Kohlenhydratstoffwechsels und auch des Fett- und Eiweißstoffwechsels als Folge des Mangels an Insulin oder seiner verminderten Wirksamkeit.

Diagnose

Erkennung und Bezeichnung einer Krankheit

Als Diurese bezeichnet man die Ausscheidung des Harns durch die Nieren in die Blase.

Im Körper selbst entstanden, nicht von außen zugeführt

Die ältere Bezeichnung für Enzym ist Ferment. Es gibt zahlreiche Enzyme, die die chemischen Reaktionen im menschlichen Organismus steuern.

Außerhalb des Körpers entstanden oder von außen in den Körper eindringend

Heißt „außerhalb der Niere", beispielsweise die extrarenale Abgabe von Wasser durch Verdunstung auf der Haut oder mit der Atemluft über die Lunge

Unter Fettstoffwechsel versteht man die Verwertung der mit der Nahrung zugeführten Fette. Sie werden im Dünndarm durch das Enzym Lipase in ihre Bestandteile zerlegt, dann durch die Dünndarmschleimhaut resorbiert und über den kleinen Blutkreislauf direkt der Leber zugeführt. Dort werden sie unter Energiegewinnung abgebaut oder zu körpereigenen Verbindungen umgebaut.

Der akute Gichtanfall tritt in den frühen Morgenstunden oder nachts ganz plötzlich auf, mit heftigen Schmerzen und in der überwiegenden Zahl der Fälle im Gelenk des großen Zehs.
Seltener entsteht der Gichtanfall in den Fußwurzelgelenken, im Knie-, Finger- oder Handgelenk.

durch Gicht, also Harnsäureablagerung hervorgerufene Entzündung der Gelenke.

Harnsäurespiegel

Als Harnsäurespiegel wird die gemessene Konzentration der Harnsäure im Blutserum bezeichnet.

Harnsäurestoffwechsel

Harnsäure als Endprodukt des Abbaus der Purine mit Hilfe des Enzyms Xanthinoxidase. Diesen Abbau nennt man Stoffwechsel der Harnsäure. Sie wird durch die Niere ausgeschieden.

HDL

Englisch: high density of lipoproteins – Lipoproteine hoher Dichte, sogenanntes „gutes" Lipoprotein: Die hohe Konzentration an HDL im Blutserum bedingt einen gewissen Schutz gegen eine hohe Cholesterinkonzentration und damit gegen Arteriosklerose.

Hormon

Ein Hormon ist ein Wirkstoff, der in einer sogenannten endokrinen Drüse des menschlichen Organismus gebildet wird. Es wird in sehr kleinen Mengen in den Blutkreislauf abgegeben und vom Blut in das Erfolgsorgan transportiert, dessen Stoffwechsel durch das Hormon in charakteristischer Weise beeinflusst wird. Bekannte Hormone sind das Insulin der Bauchspeicheldrüse, das Kortison aus der Nebennierenrinde oder die männlichen bzw. weiblichen Geschlechtshormone Testosteron bzw. Estradiol und Progesteron.

Hyperlipoproteinämie

Eine Fettstoffwechselstörung, die mit erhöhter Konzentration an Fett oder Cholesterin im Blut einhergeht. Unbehandelt kann sie zu Herzinfarkt oder Schlaganfall führen. Ist nur die Konzentration von Fett erhöht, spricht man von einer Hypertriglyceridämie, ist nur die Konzentration von Cholesterin erhöht, spricht man von einer Hypercholesterinämie.

Hypertension

Eine andere Bezeichnung für Hypertonie.

Hypertonie

Als Hypertonie wird der erhöhte arterielle Blutdruck bezeichnet. Er liegt über 140/90 mm Quecksilbersäule.

Hyperurikämie

Erhöhte Konzentration der Harnsäure im Blut, die die Gichtanfälle auslöst.

Kohlenhydratstoffwechsel

Unter Kohlenhydratstoffwechsel versteht man die Verwertung der mit der Nahrung zugeführten Kohlenhydrate. Zu ihnen zählen Stärke, Mehl, Brot, Kartoffeln und Zucker, die in der Leber unter Energiegewinnung abgebaut oder zu körpereigenen Verbindungen aufgebaut werden. Der Vorgang wird durch das Hormon Insulin gesteuert.

LDL

Englisch: low density of lipoproteins – Lipoproteine hoher Dichte, sogenanntes „böses" Lipoprotein: Die hohe Konzentration an LDL im Blutserum bedingt eine hohe Konzentration an Cholesterin und damit dessen Ablagerung an den Gefäßinnenwänden, sodass eine Arteriosklerose entstehen kann.

Luxation

Gelenkverschiebende Verrenkung an den Knochenenden.

Metabolismus

Umwandlung der von außen zugeführten Arzneistoffe oder auch Nahrungsbestandteile im Stoffwechsel der Leber.

Nephrolithiasis

Nierensteinkrankheit: Es bilden sich steinartige Ablagerungen in Niere, Nierenbecken und Harnleitern.

Nephropathie

Nierenerkrankung

Niereninsuffizienz

Eingeschränkte Fähigkeit der
Nieren, harnpflichtige Ver-
bindungen, vor allem des
Eiweißstoffwechsels, in die
Blase auszuscheiden.

Nierenversagen

Vollständiger Verlust der Nie-
renfunktion als Folge einer
Nierenschädigung. Daraus
entsteht eine Urämie, d.h.,
das Blut wird mit Harnstoff,
der aus dem Eiweißstoff-
wechsel stammt, überladen.

Plasma

Andere Bezeichnung für
Blutserum

progredient

Fortschreitend

Prophylaxe

Verhütung einer Krankheit,
z. B. Vorbeugung durch
Impfung

Purine

Bestandteile der Kernsub-
stanz, aber auch des Plasmas
tierischer und pflanzlicher
Zellen, die die Vererbung der
Artmerkmale eines Lebewe-
sens steuert. Aus ihnen entsteht Harnsäure, die durch
die Niere ausgeschieden
wird.

Purinnucleotide

Anderer Name für Purine.
Die Bezeichnung Nucleotide
weist darauf hin, dass die
Purine aus der Kernsubstanz
stammen. Lateinisch: nucleus
= Kern.

Pyelonephritis

Durch Bakterien hervorgerufene Entzündung der Niere.

Rezidiv

Rückfall: Wiederauftreten
einer Krankheit nach Abhei-
lung

Schrumpfniere

Verkleinerung der Niere
durch eine Erkrankung oder
Schwund ihres Gewebes

Sekretion

Heißt Absonderung. Man unterscheidet die äußere Sekretion, z. B. durch Schleimhäute oder Schweißdrüsen, und die innere Sekretion in den Blutkreislauf, z. B. der Hormone durch die innersekretorischen Drüsen.

Symptom

Krankheitszeichen

Tophus

ist eine Bezeichnung für Gichtknoten. Die Mehrzahl heißt Tophi. Sie werden durch Ablagerung der Harnsäurekristalle, vornehmlich an den Augenlidern und Ohrmuscheln gebildet.

Urate

So nennt man Salze der Harnsäure

Urikase

Ein Enzym, das die in Wasser wenig lösliche Harnsäure in das leicht lösliche Allantoin umsetzt.

Urikostatika

Arzneimittel, die die Bildung der Harnsäure hemmen.

Urikosurika

Arzneimittel, die die Ausscheidung der Harnsäure über die Niere steigern.

MEINE WERTE

DATUM	LABORWERT	HÖHE

DATUM	**LABORWERT**	**HÖHE**

MEINE WERTE

DATUM	LABORWERT	HÖHE

DATUM	LABORWERT	HÖHE

Meine Werte

DATUM	LABORWERT	HÖHE

Stichwortverzeichnis

Im GOVI-Verlag sind ebenfalls erschienen

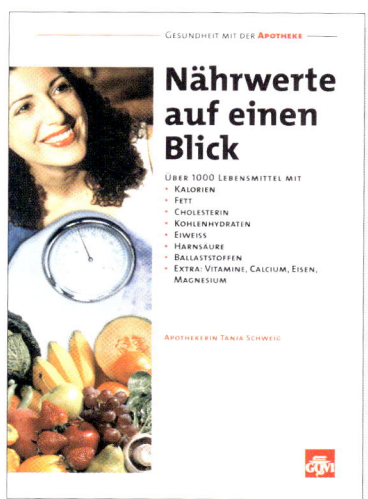

Wichtige Ernährungshilfe für jedermann. Mit Angaben zu Kalorien, Fett, Cholesterin, Kohlenhydraten, Harnsäure und Ballaststoffen. Zusätzliche Vitamin- und Mineralstofftabellen. Für 16,90 DM in Apotheken.

Wichtig für alle Diabetiker:

Neue Arzneimittel und aktuelle Erkenntnisse über die Ernährung machen den Diabetikern das Leben leichter und die Gesundheit sicherer. Lesen Sie, wie Sie ohne strenge Diät auskommen können, welche neuen Behandlungsmethoden es gibt, was Sie bei Medikamenten beachten müssen und ab wann Wissenschaftler die Insulinspritze empfehlen. Das besondere Plus: Die Backschule für Süßes ohne Zucker. Für 16,90 DM in Apotheken.

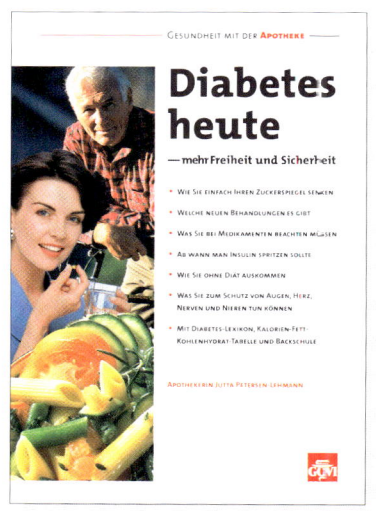

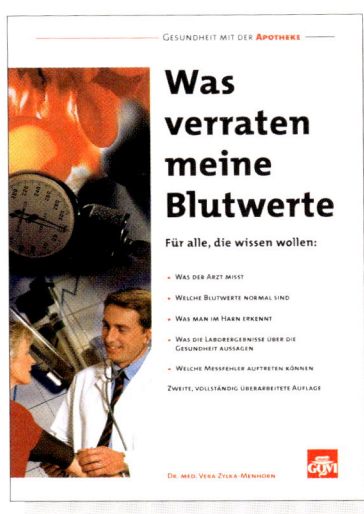

Wie hoch dürfen die Werte für Triglyceride, Cholesterin,
Harnsäure oder Zucker sein?
Was ist eine Blutsenkung? Und wann können
Laborwerte verfälscht sein? Dieses Buch gibt leicht
verständliche Antworten auf Ihre Fragen.

Welche Möglichkeiten es gibt, sich vor Herzinfarkt
und Schlaganfall sicher zu schützen, beschreibt dieses
Buch. Darin wird besonders auf die Kraft der Gedanken
verwiesen und ein sanftes Fünf-Schritte-Programm für
die Herzgesundheit angeboten.

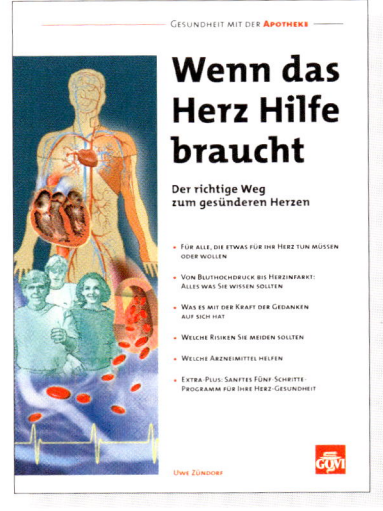

Ihre Meinung ist uns wichtig

*Sagen Sie uns, der Redaktion des Verlages, wie
Ihnen dieses Buch gefällt, was Sie gut finden,
und wo es Verbesserungen geben könnte!*

Vielen Dank!

Absender:

Wie hat Ihnen dieses Buch gefallen? Und
warum? Was fanden Sie gut, was verbesse-
rungswürdig? Der Verlag freut sich über
jede Zuschrift!

Ich finde das Buch »Gicht im Griff« sehr gut,
weil

_____

_____

Folgendes müsste an dem Buch noch
verbessert werden:

_____

_____

GOVI-VERLAG

Pharmazeutischer Verlag GmbH

Bereich Publikumsmedien

Carl-Mannich-Strasse 26

65760 Eschborn

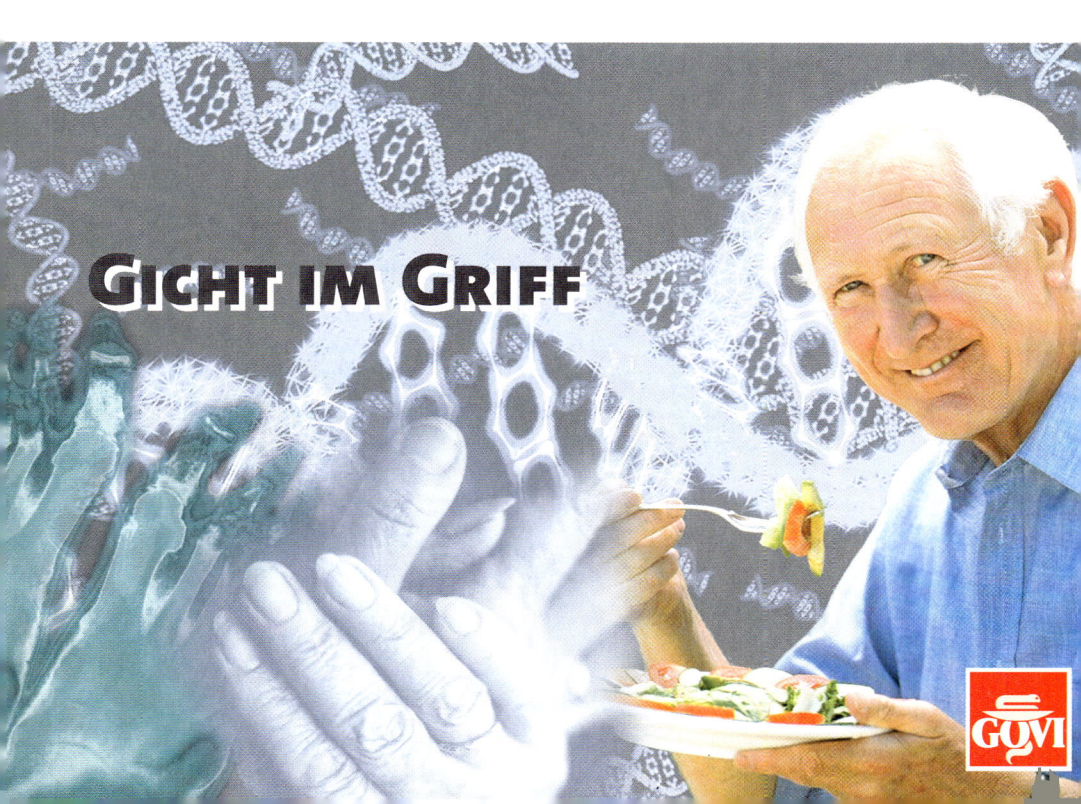

Gicht im Griff